Thorsten Tschirner

MIT 50 BEWEGLICHER als mit 30

[Verjüngungskur für Muskeln, Gelenke, Faszien und Gefäße

Effektive Mobility-Übungen für Rücken, Schultern, Hüftbeuger]

Inhalt

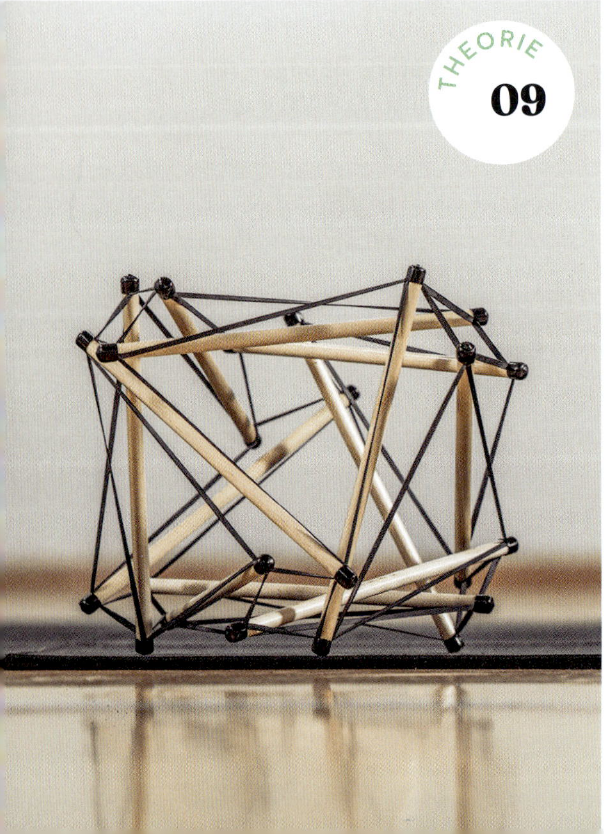

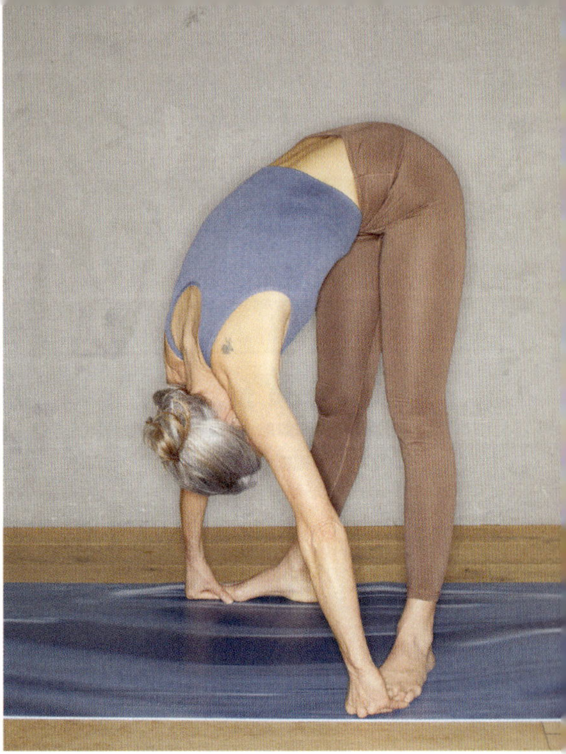

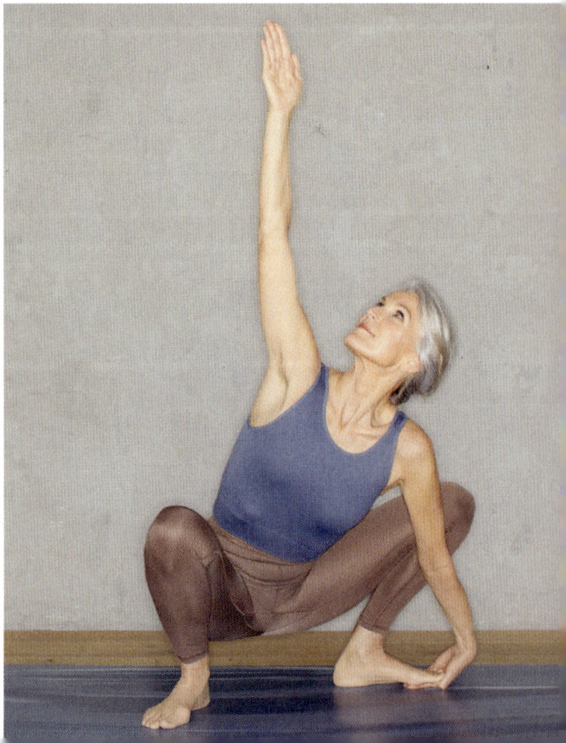

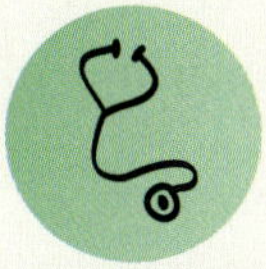

Theorie

Praxis

Service

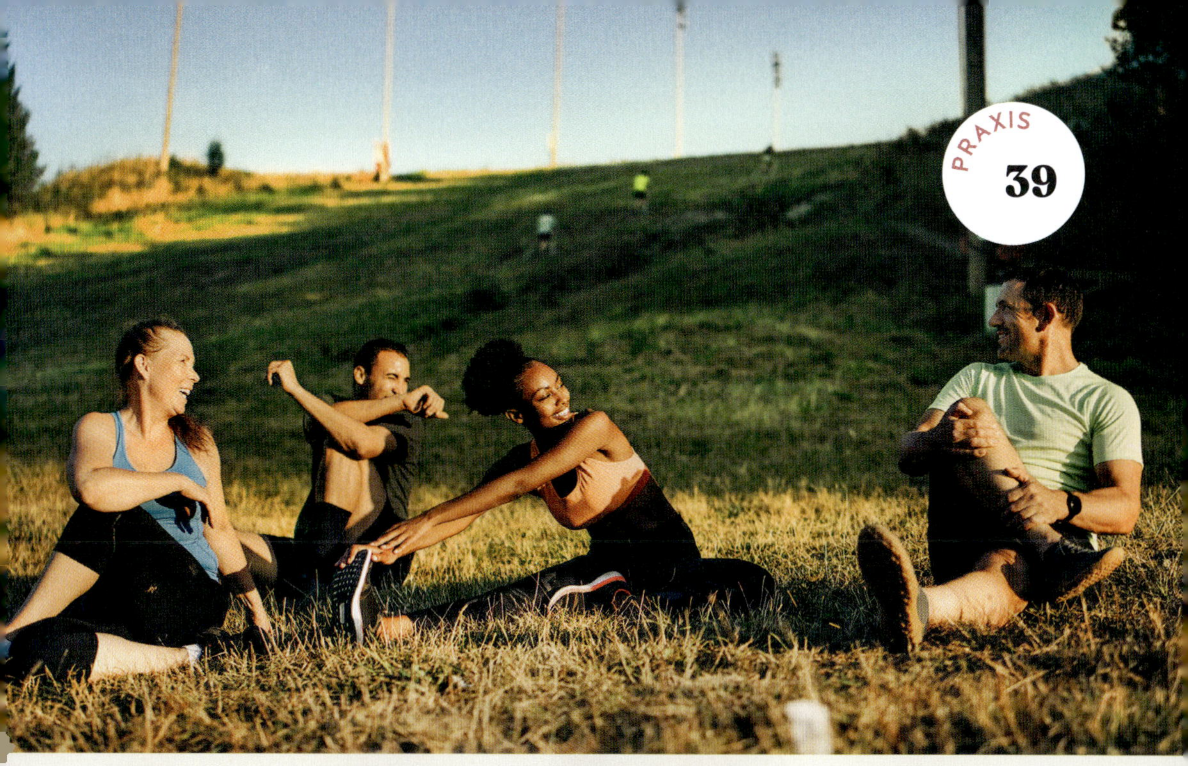

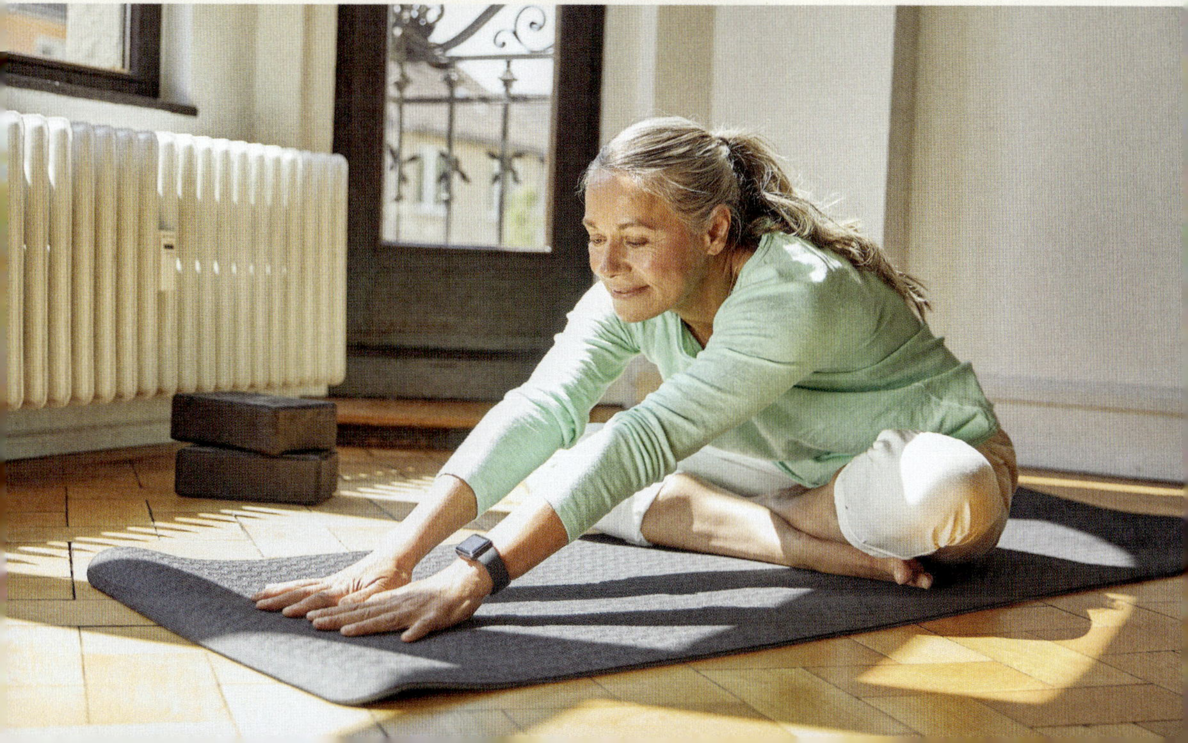

»Das Alter ist nur eine Zahl, die im Pass steht. Mit 50 haben Sie das Potenzial, sich 20 Jahre jünger zu fühlen und bis ins hohe Alter fit zu bleiben.«

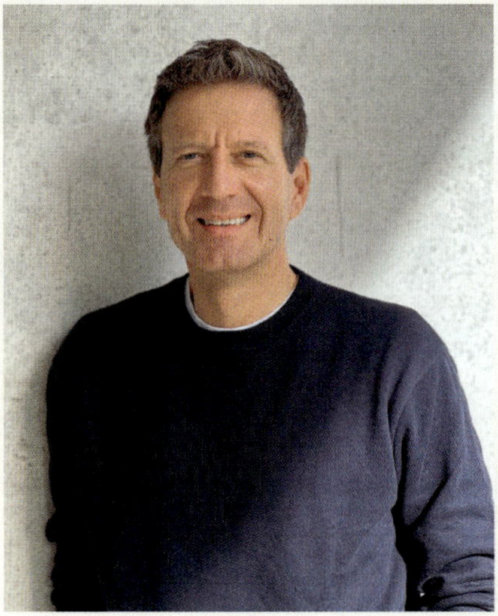

THORSTEN TSCHIRNER

ist einer der erfolgreichsten Fitness- und Gesundheitsautoren im deutschsprachigen Raum. Er hat Sport und Journalistik studiert, mehr als zwanzig Jahre Erfahrungen im Fitness- und Gesundheitsbereich gesammelt und im Laufe seiner Karriere alle wesentlichen Facetten dieser Themen als Experte betreut. Zunächst als Trainer, Personal Trainer, später als Manager, Autor und Berater. Thorsten Tschirner vermittelt klar strukturierte lebensnahe Konzepte, die motivieren und erfolgreich umsetzbar sind.

VORWORT

Eine Abnahme der körperlichen Leistungsfähigkeit mit fortschreitendem Alter betrifft uns alle. Doch keine Sorge, es gibt ein Gegenrezept! Ein effizientes Mobilitätstraining hilft Ihnen dabei, die Beweglichkeit Ihres Körpers zu verbessern, indem es den Bewegungsspielraum und die Flexibilität der Gelenke und Muskeln erhöht. Das hat gleich mehrere Vorteile: eine bessere Körperhaltung, eine gesteigerte Leistungsfähigkeit bei geringerer Verletzungsanfälligkeit und noch dazu kann Mobilitätstraining dazu beitragen, Stress abzubauen, das Wohlbefinden zu verbessern und somit die Lebensqualität deutlich zu erhöhen. Das Beste an dem Ganzen ist: All diese Effekte spüren Sie – ganz egal, wie alt und fit Sie momentan sind. Wichtig ist nur eins: die Regelmäßigkeit des Trainings.

Damit Ihnen die gelingt, habe ich in diesem Buch die besten Übungen für Ihre Beweglichkeit zusammengestellt – für alle Körperbereiche. Sie werden sehen: Es ist leicht, tagtäglich etwas für sich zu tun und sich von all den kleinen und größeren Erfolgen weiter motivieren zu lassen.

Alles, was Sie für ein 20 Jahre jüngeres Lebensgefühl brauchen, ist ein wenig Zeit, eine gewisse Portion Disziplin und eine Matte. Viel Freude beim Üben!

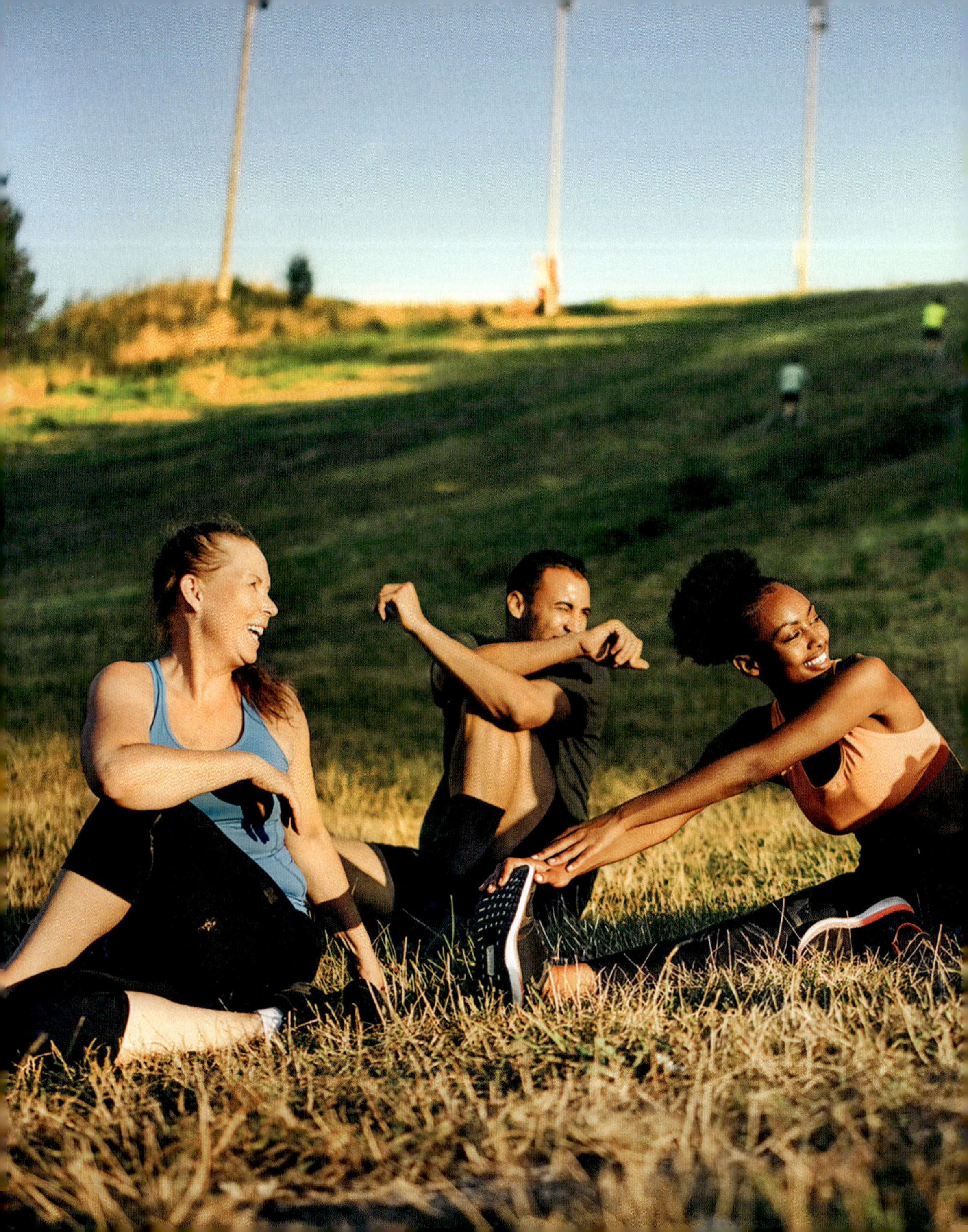

Beweglich in jedem Alter

Fitness ist das beste Anti-Aging. Nicht nur Muskeln und Gelenke profitieren davon, sondern alle Körperbereiche – und nicht zuletzt auch die Stimmung.

Bauen Sie auf statt ab

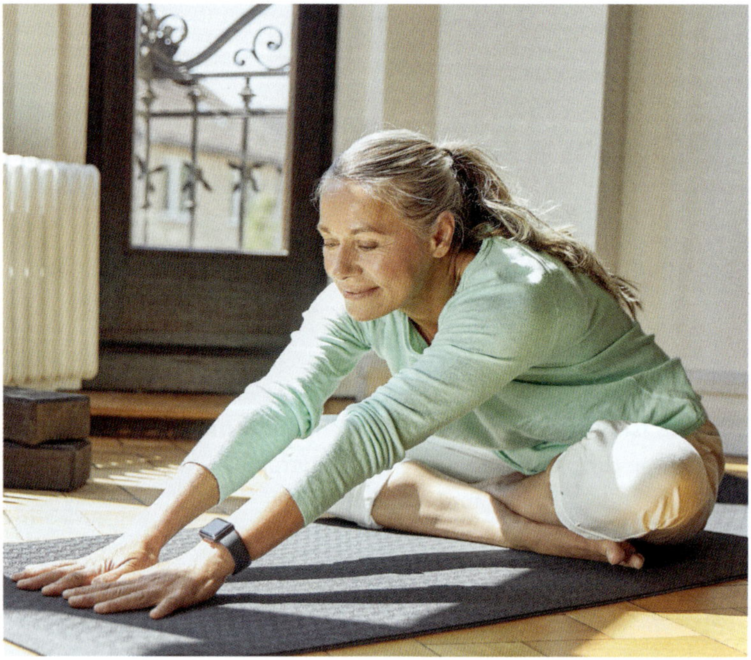

Das Alter ist nur eine Zahl, die im Pass steht. Wir alle können bis ins hohe Alter hinein mit einer optimalen Fitness auftrumpfen. Denn wir altern biologisch und nicht chronologisch. Wer es schafft, seine Körperfunktionen bestmöglich zu erhalten, verlangsamt den Alterungsprozess.

Einfach jung bleiben, das ist machbar

Ihr realistisches Ziel könnte es sein, zwar zu altern, aber biologisch stets jünger zu sein als an Jahren. Es ist absolut möglich, das biologische Alter sogar zu senken und dabei dem Leben mehr Qualität, mehr Freude und Leichtigkeit zu geben. Denn einfach nur länger zu leben, kann allein nicht das Ziel sein – länger und gleichzeitig aktiv und gesund zu leben, dagegen sehr wohl.
Obwohl wir heute so vieles über Gesundheit wissen, wenden es nur wenige Menschen an. Wir werden zwar immer älter, aber wenn wir nicht auf uns aufpassen, werden wir einfach nur länger krank sein. Was also liegt näher, als sich um den Erhalt der körperlichen und seelischen Gesundheit zu kümmern?

JE FRÜHER, DESTO BESSER

Wer gesund und fit älter werden will, beschäftigt sich am besten so früh wie möglich nicht nur mit einem aktiven Lebensstil, sondern beginnt auch mit einem gezielten Kraft- und Beweglichkeitstraining. Auch Sie können einen Jungbrunnen anzapfen, denn wir altern so, wie wir leben. Je früher Sie sich um mögliche Schwachstellen kümmern, umso leichter werden Sie gesunde Gewohnheiten fest in Ihrem Alltag verankern. Beginnen Sie also am besten gleich heute.

DER AUFWAND LOHNT SICH!

Ein beweglicher und fitter Körper ist der beste Garant für Ihre Gesundheit und eine hohe Lebensqualität. Trainierte Menschen sehen nicht selten zehn bis zwanzig Jahre jünger aus, als es ihrem biografischen Alter entsprechen würde. Die Haut ist straffer, die Haltung aufrechter, ihre ganze Erscheinung strahlt Kraft und Leichtigkeit aus. Die Körperproportionen erinnern an die jüngerer Menschen und sie wirken vitaler und damit attraktiver. Dieses körperliche Wohlbefinden wirkt sich auch positiv auf Geist und Seele aus. Man ist selbstbewusster, fühlt sich zufriedener und weiß sich selbst mehr zu schätzen.

JETZT IST IHRE ZEIT

Das richtige Maß an körperlicher Aktivität dient längst nicht nur dazu, uns vor Krankheiten zu schützen, vielmehr ist es eine wichtige Voraussetzung, um unser normales Funktionieren zu gewährleisten. Während wir in der Jugend meistens nur Schmerzen erlebt haben, wenn wir unsere Grenzen deutlich überschritten haben, scheint es, als würden unsere Grenzen im Alter enger werden. Unsere Bewegungsmöglichkeiten schränken sich ein. Dabei ist das, was als normaler Alterungsvorgang verstanden wird, oft nur das Ergebnis von Inaktivität. Schmerzen und Unbeweglichkeit im Alter sind also kein Schicksal. Sie haben es in der Hand.

DER ALTERUNGSPROZESS: DAS PASSIERT IN IHREM KÖRPER

Im Organismus laufen unablässig Stoffwechselprozesse ab, die allerdings nicht immer perfekt vonstattengehen. Es gibt immer wieder mal fehlerhafte Abläufe und die daraus resultierenden Schäden können manchmal nicht vollständig behoben werden. So sammeln sich im Laufe der Zeit dysfunktionale Strukturen an, Zellen und Zellverbände nutzen sich ab. Biologische Fehlfunktionen sind die Folge. Dadurch können die typischen mit dem Alter assoziierten Erscheinungen wie Gelenkverschleiß, Schmerzen, Osteoporose, Bluthochdruck und andere Degenerationsprozesse entstehen. Die Reparaturleistung des Körpers lässt im Laufe der Jahrzehnte zudem immer mehr nach. Auch Einflüsse wie Hitze, Kälte, Sonnenstrahlung, freie Radikale, Gifte wie Nikotin und Alkohol, hohe Fett- und Zuckerwerte, ein erhöhter Spiegel an Stresshormonen und Entzündungsmediatoren sowie manche chemischen Substanzen aus Nahrungsmitteln und Kosmetika wirken sich schädigend auf Organe und Gewebe aus. Diese Schäden können zwar repariert werden, jedoch gelingt dies nicht immer zu 100 Prozent.

SCHLECHTE NACHRICHTEN FÜR COUCH-POTATOS!

Ab dem 50. Lebensjahr laufen die Regenerationsprozesse in Ihrem Körper bedeutend langsamer ab. Zwischen dem 20. und 70. Lebensjahr verlieren Sie fast die Hälfte Ihrer Skelettmuskelmasse und zwischen dem 30. und 80. Lebensjahr verringert sich die Armkraft um 40 und die Beinkraft um 35 Prozent. Gelenkknorpel und Bandscheiben schrumpfen ebenfalls. Zum Verlust an Kraft und Muskelmasse kommt ein steigender Körperfettanteil. Da der Körper älterer Menschen weniger Energie benötigt, legt er schneller an Gewicht zu als der jüngerer. Tatsächlich werden viele Krankheiten, ob physisch oder psychisch, durch einen Mangel an Muskelaktivität ausgelöst. Gegen diese stetige Schwächung hilft nur eines: regelmäßiges Training!

Telomere: Schutzkappen Ihrer Zellen

Wir wissen heute, wo die biologische Uhr in unserem Körper sitzt. Jede einzelne Zelle hat sie – in Form der sogenannten Telomere. Mit einem gesunden Lebensstil und insbesondere ausreichend Bewegung können Sie diese Uhren zurückdrehen.

Was sind diese geheimnisvollen Telomere? Es sind Hüllen, die auf den Enden von DNA-Elementen sitzen und diese schützen – wie die Kappen auf den Enden von Schnürsenkeln. Sie sorgen dafür, dass die für die Zellteilung wichtigen Stränge der DNA intakt bleiben. Im Laufe des Lebens aber verkürzen sich die Telomere und das hängt eng mit unserer Gesundheit und Alterungsprozessen zusammen. Je kürzer die Telomere sind, desto häufiger tauchen Herzinfarkt, Diabetes, Demenz oder Schlaganfall auf. Irgendwann sind sie so stark geschrumpft, dass sie die DNS nicht mehr schützen können: Die Zelle stirbt ab.

DIE GUTE NACHRICHT

Immer mehr Forscher sehen in der Verkürzung der Telomere den wichtigsten Faktor im Alterungsprozess überhaupt. Doch ihre außerordentlichste Entdeckung besteht darin, dass sich die Telomere auch regenerieren und wieder verlängern können. Folglich ist das Altern ein dynamischer Prozess, der beschleunigt oder verlangsamt und zum Teil sogar rückgängig gemacht werden kann. Verantwortlich dafür ist ein Enzym namens Telomerase. Solange es aktiv ist, werden die Schutzkappen repariert. Und nun kommt's: Bewegung ist eines der erfolgreichsten Mittel, um die Telomere zu regenerieren und die Zellen zu schützen.

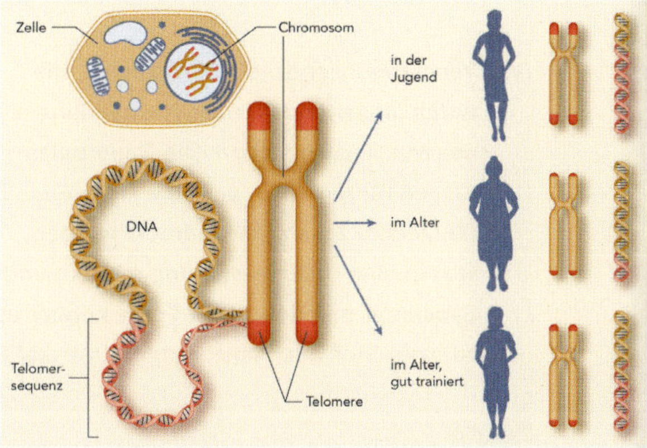

Gewohnheiten bestimmen maßgeblich Ihre (Un-)Beweglichkeit

Ist unser Bewegungsapparat an einer Stelle aus dem Gleichgewicht, werden auch alle anderen an der Bewegung beteiligten Faktoren in Mitleidenschaft gezogen. Muskeln verhärten, Faszien verfilzen und verkleben sich. Wenn die Beweglichkeit schwindet, hat das erhebliche Auswirkungen auf dieses fein aufeinander abgestimmte System und somit auf unsere Lebensqualität. Mangelnde Mobilität macht langfristig nicht nur unfit, sondern kann auch zu einem Gesundheitsrisiko werden.

WER RASTET, DER ROSTET TATSÄCHLICH

In der Regel benötigen wir im Alltag und während wir unserer Lieblingssportart nachgehen nur eine geringe Bandbreite an Bewegungen, sodass unsere Muskulatur nicht ausreichend gefordert wird. Dadurch reduziert unser sehr ökonomisch organisierter Körper konsequenterweise die Belastbarkeit. Beweglichkeit, Elastizität und Stärke verkümmern und die Fähigkeit zur Koordination zwischen Gehirn und Muskeln verschlechtert sich. Tatsächlich neigt der menschliche Körper zur Routine. Bewegungen außerhalb davon werden dann oft mit – autsch! – Schmerzen quittiert.

WIE ENTSTEHEN VERSPANNUNGEN?

Verspannungen sind Verhärtungen, die durch länger andauernde Anspannung eines Muskels entstehen. Die Dauerbelastungen führen dazu, dass die kleinsten Blutgefäße zusammengedrückt werden, was in eine Unterversorgung mit Blut und Sauerstoff mündet. In der Folge kommt es zu einer Stoffwechselstörung im Muskelgewebe und die Bereiche verhärten sich. Oft ist das der Beginn einer Schmerzspirale: Zur Vermeidung weiterer Schmerzen wird der Körper in eine Schonhaltung gedrängt, die dann zu weiteren Verspannungen und damit zu neuen Schmerzen führt. Der Ausweg: mobilisieren – mit den Übungen aus dem Praxisteil ab Seite 39.

DURCHBRECHEN SIE SCHMERZHAFTE ROUTINEN

Sie sollten Fingerzeige Ihres Körpers wie schmerzhafte Verspannungen oder Bewegungseinschränkungen nicht ignorieren, um ihn nicht zu heftigeren Signalen zu zwingen. Er wird versuchen, den Schmerzen auszuweichen, was zu Fehlhaltungen führen kann. Dadurch entstehen schnell weitere Verspannungen. Das wiederum schränkt Bewegungsfreude und Beweglichkeit weiter ein. Das Verletzungsrisiko erhöht sich. In schwerwiegenden Fällen kann es zu Arthrose kommen. Ihre Kraft, Ausdauer sowie Koordination, Stabilität und das Gleichgewicht leiden darunter. Fehlende Beweglichkeit hat Auswirkungen auf den gesamten Körper.

EIN MOBILITY-TRAINING IST DIE LÖSUNG

Reagieren Sie angemessen auf erste Signale des Körpers, indem Sie regelmäßig eine kleine Pause einlegen und mit einer passenden Übung zu Entlastung oder Leistungssteigerung beitragen. Insgesamt spricht alles dafür, mehrmals wöchentlich ein Mobility-Training zu absolvieren. Das empfiehlt sich für alle, bis ins hohe Alter, denn gerade im Laufe der Jahrzehnte nimmt die Beweglichkeit stark ab. Durch häufiges Sitzen und schwindende Muskelmasse an der Körperrückseite verkürzt vor allem die Körpervorderseite.

FÜR SPORTMUFFEL UND SPORTLER GLEICHERMASSEN GUT

Mobility-Training kann Hüfte und Wirbelsäule neu aufrichten und die dafür notwendige Muskulatur aufbauen. Einseitige Haltungsmuster werden ausgeglichen und eine uneingeschränkte Beweglichkeit der Körperstrukturen bleibt erhalten oder wird wiederhergestellt. Das wirkt sich nicht nur auf Ihre Gesundheit und Lebensfreude aus, sondern auch auf den Sport, den Sie vielleicht üblicherweise machen. Denn Mobility trainieren können – und sollten – Sie unabhängig davon, ob Sie anderweitig aktiv sind oder nicht.

BEWEGLICHKEIT ALS SCHLÜSSEL

Die Bewegungsumfänge werden insgesamt größer, dadurch wird auch jedes andere Training effektiver. Sogar Alltagsbewegungen gehen leichter und werden schwungvoller ausgeführt. All das lässt uns ein aktives Leben führen, was nicht zuletzt Atmung und Kreislauf in Schwung hält. Der Kalorienverbrauch bleibt hoch, das Gewicht bleibt unten oder sinkt und dem Muskelabbau wird entgegengewirkt. Wenn das nicht überzeugend ist!

Beweglichkeit trainieren oder nicht? Die Frage stellt sich nicht mehr!

Typische Schwachstellen nachhaltig stärken

Jede und jeder von uns kennt persönliche Schwachstellen im Körper. Hier finden Sie die häufigsten in der Übersicht. Sie alle werden als funktionelle Teams mit den Übungen ab Seite 39 mobilisiert und gestärkt.

FÜSSE & FUSSGELENKE

Unsere Füße sind das Fundament des Körpers. 26 Knochen, 33 Gelenke, über 100 Bänder und 20 Muskeln halten sie zusammen. Je mobiler sie sind, desto geschmeidiger laufen Interaktionen und Bewegungen ab. Verlieren Sie hier Ihre Mobilität, verändert sich das Gangbild drastisch. Die unangenehmen Folgen: Es können schmerzhafte Probleme wie Fußballen- oder Achillessehnenentzündungen auftauchen.

UNTERER RÜCKEN

Der untere Rücken mag es nicht, wenn wir viel sitzen und uns dabei nach vorn beugen. Über 60 Prozent aller Rückenschmerzen entstehen im Bereich der Lendenwirbelsäule. Die Wirbelsäulenbeweglichkeit hängt naturgemäß stark vom jeweiligen Abschnitt ab. So ist die Brustwirbelsäule in deutlich mehr Richtungen beweglich als die Lendenwirbelsäule. Dennoch macht es durchaus Sinn, die Muskelpartien im unteren Rücken zu mobilisieren, da sie dazu neigen, sich zu verspannen. Damit die Lendenwirbelsäule beschwerdefrei bleibt, benötigt sie fein dosierbare Bewegungen für Aufrichtung und Stabilität.

HÜFTE

Insbesondere langes Sitzen führt auch zu Verspannungen der Hüftmuskulatur. Diese muss aber gestreckt werden können, um Belastungen abzupuffern. Die Hüfte ist einer der Dreh- und Angelpunkte, wenn es um Kraft und Beweglichkeit geht. Das zweitgrößte Gelenk unseres Körpers ist praktisch an jeder Bewegung des Unterkörpers beteiligt, vom Laufen und Springen bis zum Hocken oder Heben. Optimal bewegliche und trainierte Hüften erzeugen Kraft, wenn Sie sich vor oder zurück bewegen, und stabilisieren den Körper in Rotations-, Seitwärts- und Aufwärtsbewegungen. Rückenbeschwerden können etwa auf eine verkürzte und zu schwache Hüftbeuge- und

Dream-Team für die Hüfte: Kniebeugen und Ausfallschritte für Kraft und Beweglichkeit.

Gesäßmuskulatur zurückzuführen sein. So müssen die Rückenmuskulatur sowie kleine Muskeln in der Hüfte die Arbeit mit übernehmen. Das führt häufig zu Überlastungen, einem zu starken Muskeltonus und zu Schmerzen.

BRUSTWIRBELSÄULE

Je länger wir in einer Position verharren, insbesondere beim vielen Sitzen im Büro, desto steifer wird der Rücken im Bereich der Brustwirbelsäule. Das wiederum beeinflusst die Beweglichkeit der Schulterblätter. Die Folge sind chronische Fehlhaltungen, wie der sogenannte Rundrücken. Hier hilft es ausgezeichnet, die Brustwirbelsäule zu mobilisieren.

SCHULTERN

Von nichts kommt nichts? Doch, steife Schultern. Da unser Schultergelenk das beweglichste Gelenk ist, das von einem Mantel aus verschiedenen Muskeln, Bändern und Sehnen stabilisiert werden muss, kommt es hier auf unser Zutun an. Diese Muskulatur muss beweglich und stark sein, damit wir unsere Arme schmerzfrei in alle Richtungen bewegen können. Bei Mobilitätseinschränkungen ist das Schultergelenk oft gereizt und anfällig für weitere Beeinträchtigungen.

HALSWIRBELSÄULE

Auf den ersten Blick weisen die sieben Wirbel in diesem Bereich die gleiche Bauform wie die anderen Wirbelkörper auf. Allerdings haben sie recht kleine Wirbelkörper, wodurch sie leichter sind, und große Wirbellöcher, durch die mehr Nerven laufen. Die Halswirbelsäule ist besonders sensibel, da sie nicht von größeren Muskelgruppen umgeben ist. Sie leidet besonders unter Stress und Anspannung. Wer ständig auf Bildschirme herunterschaut, entwickelt eine typische Schreibtischhaltung mit gerundeten Schultern, vorgeschobenem Kinn und einer nach vorn durchgedrückten Halswirbelsäule, einer Art Geierhals. Außerdem tendieren wir dazu, bei Stress die Schultern – quasi als Schutz – nach oben zu ziehen. Die Folge können Nacken- und Rückenschmerzen im Bereich der Halswirbelsäule sein. Grund genug, die Beschwerden mit einem regelmäßigen Mobility-Training zu lindern oder am besten ganz zu beseitigen.

Die neue Dimension der Beweglichkeit

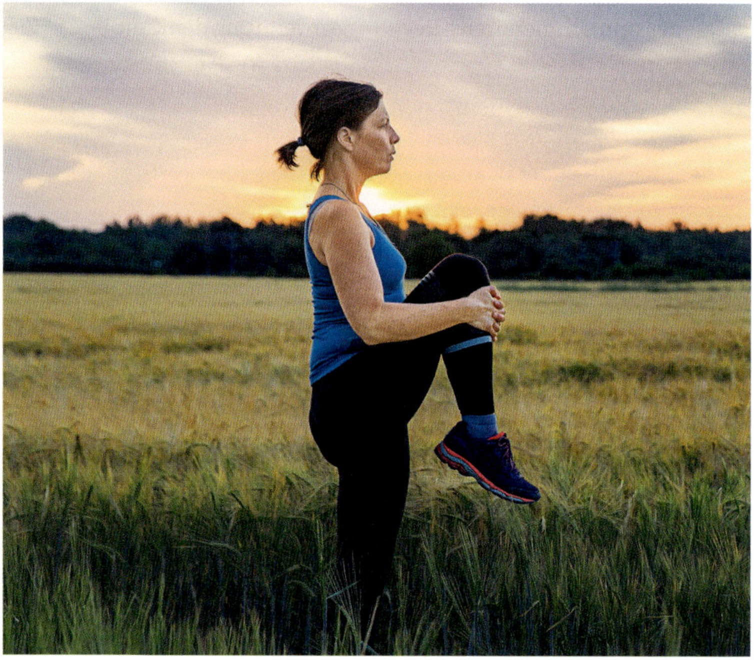

Ein regelmäßiges Beweglichkeitstraining ist sehr viel mehr als »ein bisschen dehnen«. Es verfolgt einen ganzheitlichen Ansatz, bei dem neben den Muskeln auch Gelenke, Bänder und Sehnen mobilisiert werden – und das mit zusätzlichem Krafteinsatz, nicht einfach nur passiv.

Mobility-Training ist das neue Joggen

Dieses Workout macht Ihren Körper geschmeidiger, belastbarer und auch stärker. Es sorgt für ein uneingeschränktes und schmerzfreies Bewegungsausmaß, lindert (Gelenk-)Schmerzen und korrigiert Fehlhaltungen. Daher lohnt es, zu investieren – in dieses Training und damit auch in eine bewegliche und gesunde Zukunft.

DIE KOMBI FÜR VOLLE VITALITÄT

Mobility-Training oder Beweglichkeitstraining ist eine neuartige Weise, den Körper ganzheitlich zu trainieren. Es kombiniert Elemente aus Stretching, Krafttraining und neuromuskulärer Kontrolle, um aktive Moves durch den gesamten Bewegungsumfang eines Gelenks zu ermöglichen. Es arbeitet mit der aktiven Beweglichkeit. Im Gegensatz zum traditionellen Stretching, das oft statisch ist, umfasst Mobility-Training viele dynamische Elemente und Übungen, die Bewegungsfreiheit und Kontrolle in den Gelenken erhöhen. Ziel ist es, die Mobilität des Körpers zu steigern und gleichzeitig die muskuläre Stabilität zu verbessern. Typische Übungen hier umfassen Rotationsbewegungen, dynamische Dehnübungen und das gezielte Ansteuern bestimmter Muskelgruppen – immer im Sinne der Gelenkgesundheit und der Gesamtbeweglichkeit Ihres Körpers.

MOBIL, FLEXIBEL, BEWEGLICH

Mobility bedeutet übersetzt in etwa »Beweglichkeit« oder »Mobilität des Körpers«. In der Trainingslehre beschreibt der Begriff die kontrollierte Beweglichkeit Ihrer Gelenke unter Anwendung der Kraft Ihrer Muskeln. Teilweise wird Mobility als ein Unterpunkt der Beweglichkeit verstanden. In der Fitnessszene werden die Begriffe Mobility und Flexibilität häufig gleichbedeutend genutzt. Für viele Breitensportler macht das zunächst auch keinen großen Unterschied. Beide Begriffe und auch der der Stabilität sind zwar miteinander verwandt und arbeiten in vielen Bereichen zusammen, doch wir sollten hier trotzdem differenzieren.

KLEINE BEGRIFFSKLÄRUNG

Mobilität

Damit ist die volle, freie und reibungslose Bewegung der Gelenke gemeint. Jedes Mal, wenn wir eine aktive Bewegung ausführen und unseren Bewegungsspielraum erweitern, arbeiten wir an ihr. Sie entsteht aus der Kombination des Bewegungsumfangs, der Muskelflexibilität, der Stabilität und der neuromuskulären Kontrolle.

Flexibilität

Sie bezeichnet die Fähigkeit eines Muskels, sich zu verlängern, und den passiven Bewegungsumfang in den Gelenken. Hier steht also die Dehnfähigkeit der einzelnen Muskeln und des Bindegewebes im Vordergrund. Dehnen wir unsere Oberschenkelrückseite oder halten eine Yogastellung, dann arbeiten wir an der Flexibilität. Auch ein Physiotherapeut kann Sie von außen beispielsweise in eine Dehnposition bringen. Flexibilität beschreibt daher eher eine passive Dehnbarkeit.

Stabilität

Hiermit ist gemeint, in einer Position, die den Körperschwerpunkt herausfordert, stark und stabil zu bleiben. Zum Beispiel im Unterarmstütz. Bei den Mobility-Übungen ist oft Stabilität gefordert.

MUSKELAKTIV

Im Gegensatz zur üblichen Dehnung geht es bei Mobility darum, sich aktiv durch Muskelspannung in eine Dehnung zu bringen. Das Ziel ist, weite Bewegungsumfänge zu erreichen und aktiv zu kontrollieren – nicht durch das Einwirken externer Kräfte (wie beim Drücken oder Ziehen), sondern durch Muskelkraft. Die Übungen vergrößern den Winkel, bis zu dem Sie Ihre Gelenke ohne äußere Einwirkung schmerzfrei beugen oder strecken können. Und aufgrund des Fokus auf die aktive Mobilität verlieren Sie die Beweglichkeit weniger schnell als bei passiv aufgebauter Flexibilität.

Bewegung, Bewegung, Bewegung

Gönnen Sie Ihrem Körper nach längerem Sitzen, Stehen oder nach einer einseitigen Bewegung immer wieder zwei bis drei Mobilisationsübungen aus diesem Buch.

GANZHEITLICH EFFEKTIV

Mobility-Training strebt nicht allein einen Gewinn in puncto Beweglichkeit an, sondern fördert auch das Zusammenspiel zwischen Muskeln und Gelenken. Die Übungen zielen darauf ab, den aktiven Bewegungsradius der Gelenke zu verbessern, was Bewegungsfreiheit und Körperkontrolle erhöht. Das kann in der Praxis sehr dynamisch aussehen, fließende Bewegungen und deutlich mehr aktive Muskelarbeit beinhalten, als Sie vielleicht erwarten. Da Mobility dabei vor allem mit dem eigenen Körpergewicht arbeitet, ist jede Übung immer auch ein leichtes Krafttraining, das verschiedene Muskeln anspricht und fordert. Gewissermaßen nebenher passiert bei allen Übungen auch die Muskelstärkung.

Mobilität = Flexibilität (passiv)
+ motorische Kontrolle (aktiv)
+ Kraft (aktiv)

Die vier Säulen echter Fitness

Viele Menschen unterschätzen die Bedeutung der Mobilität. Doch es kommt eben nicht nur auf Kraft und Ausdauer an – die körperliche Leistungsfähigkeit muss rundum gesteigert werden.

Fragen Sie zehn Menschen, was es bedeutet, »fit und vital« zu sein, und Sie bekommen zehn verschiedene Antworten. Für die einen ist es ein Halbmarathon – für die anderen, ohne Schnaufen in den dritten Stock zu kommen. Aber Fitness ist umfassender. Sie können sie mit einem Stuhl vergleichen: Wenn eines der Beine zu kurz geraten ist, wackelt der ganze Stuhl. Fitness ruht auf den vier Faktoren Kraft, Ausdauer, Koordination und Beweglichkeit. Koordination beschreibt dabei die Fähigkeit, Bewegungen harmonisch und präzise auszuführen. Bei unserem Mobility-Training steht die Beweglichkeit im Vordergrund, aber die anderen drei Säulen kommen mit zum Tragen.

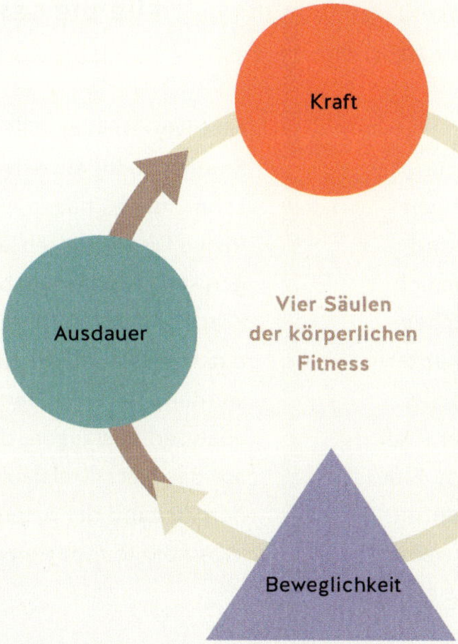

Noch mehr Motivation? Die Studienlage

Körperliche Fitness hat sich in der Wissenschaft immer wieder als zuverlässiger Schutzfaktor erwiesen, mit dem sich Aussagen über die Überlebenswahrscheinlichkeit von Menschen treffen lassen. Die Forschung beschäftigt sich schließlich schon lange mit der Frage, wie das Training idealerweise aussehen sollte, um die Lebenserwartung steigern zu können – mit diversen Erkenntnissen. Lange Zeit galt vor allem Ausdauertraining als Garant für körperliche Fitness, weil es unter anderem Herz, Kreislauf und Lunge stärkt. Inzwischen haben Forschende auch starke Muskeln oder Faktoren wie die Balance als Gesundheitsquelle entdeckt.

ENDLICH VOLLE WÜRDIGUNG

Dynamische wie statische Kraftleistungen werden jedoch nicht nur durch Kraft und Ausdauer bestimmt, sondern hängen auch von der Beweglichkeit ab. Ein entsprechendes Training wurde bisher von vielen unterschätzt. Selbst Sportlerinnen und Sportler trainieren oft vorrangig Ausdauer oder Kraft, statt den Körper im Ganzen zu fordern. Eine entscheidende Fitnesskomponente kommt oft zu kurz: die Beweglichkeit. Mittlerweile aber existieren zahlreiche Studien, die zeigen, wie wesentlich Mobility ist.

WER MOBIL BLEIBT, LEBT LÄNGER

Wissenschaftler aus Brasilien haben den Zusammenhang von Mobilität und Langlebigkeit untersucht. Die Forscher analysierten Daten zu Körpermaßen, Gesundheit und Vitalwerten von 3139 Männern und Frauen im Alter von 46 bis 65 Jahren. Die Ergebnisse waren bemerkenswert. Es konnte belegt werden, dass eine reduzierte Körperflexibilität mit einem schlechteren Überleben bei Män-

EXZELLENT SOGAR FÜR DIE GEFÄSSE

Mobility-Training hilft laut aktueller Studien auch, die Arterien geschmeidig zu halten, wodurch das Risiko für Herz-Kreislauf-Erkrankungen sinkt.[2] Ein wenig beweglicher Körper hingegen führt nachweislich dazu, dass auch die Gefäße steifer werden.[3] Selbst umfangreiche Metaanalysen bestätigen, dass der Effekt auf das Herz-Kreislauf-System und den Zustand der Arterien enorm ist.[4] Was könnte motivierender sein?

nern und Frauen mittleren Alters korreliert. Für beide Geschlechter ergab sich, dass eine höhere Beweglichkeit mit einem geringeren Sterberisiko verbunden war.[1]

Bewegungsabläufe und Funktionsketten

Um Sinnhaftigkeit und Wirkweise des Mobilitätstrainings besser verstehen zu können, sollten wir einige grundlegende, anatomische Gegebenheiten klären. Eine Bewegung im menschlichen Körper bezieht in einem komplexen Zusammenspiel Gehirnaktivitäten (jede Bewegung beginnt im Kopf), das zentrale Nervensystem, Muskeln, Gelenke, Bänder, Sehnen und Faszien (siehe Seite 24) mit ein. Kein Muskel arbeitet in diesem System autark, sondern immer im Verbund mit anderen.

MUSKELN ALS TEAMS – UND SIE ALS IHR COACH

Wer beispielsweise seinen Bizeps anspannt, zieht zu einem gewissen Teil auch den Trizeps mit. Sie arbeiten ganz selbstverständlich zusammen. Nur mit exakt aufeinander abgestimmten »Muskelteams« bewahren Sie sich daher jugendliche und geschmeidige Bewegungsabläufe. Betrachten Sie sich also gern als Coach Ihrer Muskulatur, dessen Aufgabe es ist, ein kraftvolles und harmonisches Muskelspiel zu fördern.

Hier sind die notwendigen Informationen über die Aufstellung Ihrer Mannschaft: Als Spielfeld dient das Stützgerüst des Körpers, das Skelett. Es besteht aus mehr als 210 Knochen, die gelenkig miteinander verbunden sind. Jedes bewegliche Gelenk wird von mindestens zwei Muskeln überbrückt, die auf beiden Seiten über eine Sehne mit dem jeweiligen Knochen verbunden sind. Zieht sich der Muskel auf Ihr Kommando hin zusammen, wird die Kraft durch die Sehne auf den frei beweglichen Knochen übertragen. Haben sich die Knochen auf diese Weise einander angenähert, kann der eben noch aktive Muskel, auch Agonist genannt, an dieser Bewegung nichts mehr ändern – er kann sich lediglich zusammenziehen, nicht aber aktiv strecken. Jeder Muskel hat daher seinen Gegenspieler, den Antagonisten, der immer die genau gegenläufige Bewegung ausführt. Bei Bewegungen in die entgegengesetzte Richtung sind die Rollen andersherum verteilt. Der Antagonist wird zum Agonisten und umgekehrt. Ein perfekt ausgeklügeltes Spiel, das wir durch Training optimal erhalten können.

BEISPIEL OBERARM

Beim Beugen des Ellbogens ist der Bizeps des Oberarms der Agonist und der Trizeps auf der Rückseite des Oberarms der Antagonist. Aber in der Streckung des Ellbogens ist der Trizeps der Agonist und der Bizeps der Anta-

Faszien: Schlüssel zur »Bewegungsintelligenz«

Unseren gesamten Körper durchzieht eine ausgeklügelte Netzstruktur: die Faszien als Teil des Bindegewebes. Sie zeigen sich saftig und flexibel, wenn wir gut mobilisiert und fit sind.

Eine gesunde Faszie ist sauber scherengitterartig angeordnet, sodass sie in alle Richtungen verformbar bleibt, ohne zu reißen. In der Regel ist das Bindegewebe in drei bis sechs Schichten übereinandergelegt. Die einzelnen Lagen können dank eines Gleitfilms reibungslos aufeinander gleiten. Faszien brauchen jedoch Zug und mechanische Reize, um sich zu entwickeln. Bewegungsmangel und Fehlhaltungen lassen diese Schichten verkleben. Im Laufe dieser Verfilzung verliert die Faszie ihre ordentliche Struktur.

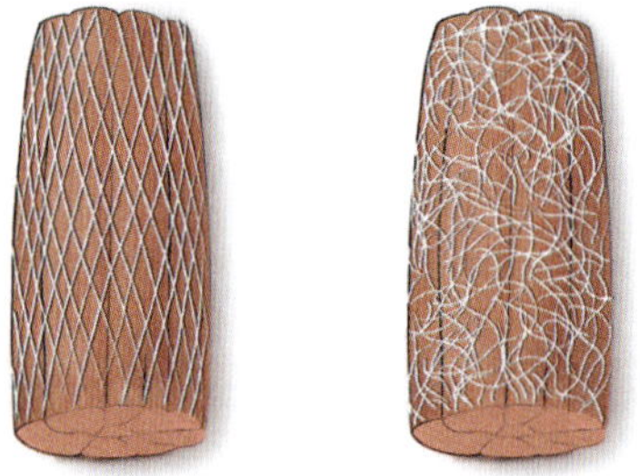

Faszien enthalten zehnmal mehr Sensoren und Rezeptoren als unser Muskelgewebe. Sie registrieren Druck, Dehnung und Bewegung und geben diese Informationen an das zentrale Nervensystem weiter. So tragen sie zur Körperwahrnehmung bei und unterstützen Bewegungssteuerung und Körperhaltung.

WENN ES BEIM ÜBEN ZWICKT

Das ist ein gutes Zeichen. Dann zwickt an dieser Stelle nämlich das Kollagen der Faszien. Es wird in den Übungspositionen aufgespannt, um die Muskelfasern vor Beschädigungen zu schützen. Dabei gibt es Gewebeflüssigkeit ab, genauer gesagt Hyaluron. Wenn die Spannung nachlässt, fließt neue Flüssigkeit in die Faszien: eine Erfrischung der Strukturen und eine optimale Versorgung mit Nährstoffen. Darum fühlt man sich nach dem Mobility-Training auch so gut: Es hebt die Laune und das Energielevel! Freuen Sie sich also, wenn es zieht.

gonist. Zusätzlich steuert der jeweilige Antagonist durch ein langsames Nachgeben das Abbremsen der Hauptbewegung. Sämtliche effektive Bewegungen erfordern immer die Kraft der Agonisten und eine perfekte Koordination mit den Antagonisten. Sind mehrere Muskeln an derselben Bewegung beteiligt und ziehen sie gemeinsam über ein Gelenk in die gleiche Richtung, spricht man von Mitspielern oder Synergisten.

ALLES HÄNGT ZUSAMMEN

Wir sind keine Barbies und keine Kens: Unsere Körper bestehen nicht aus lauter Einzelteilen, die sich getrennt voneinander bewegen. Wir sollten sie deshalb auch nicht getrennt voneinander trainieren. So werden beim Laufen nicht nur die Beine beansprucht, sondern auch der Rumpf für eine aufrechte Haltung sowie zur Stabilisierung der Laufbewegung und der Schultergürtel, um die Arme vor- und zurückzuführen. Es ist stets ein großer Teil unseres Bewegungsapparates involviert. Daher ist es sinnvoller, nicht nur einzelne Muskeln, sondern eben genau dieses Zusammenspiel aller beteiligten Strukturen

Wir sollten Bewegungsabläufe trainieren, nicht Muskeln!

zu mobilisieren und zu stärken. Damit werden wir noch leistungsfähiger und können es auch möglichst lange bleiben. Muskeln, Sehnen, Faszien, alle spielen hier mit.

IMMER IM TEAM

Ein guter Teil der Koordination zwischen den an einer Bewegung beteiligten Muskeln wird von den Faszien (siehe Seite 24) übernommen. Auch dank ihrer Struktur wird nie ein einzelner Muskel angesprochen – was zu unkoordinierten und unsinnigen Bewegungen führen würde –, sondern alle beteiligten Muskeln fein abgestimmt gemeinsam. Einmal mehr wird klar: Einen Muskel allein für sich zu betrachten, macht aus funktioneller Trainingsperspektive keinen Sinn. Deshalb ist das Mobilitätstraining hier im Buch auf genau diese Ganzheitlichkeit im Sinne der Tensegrity (siehe *Seite 26*) abgestimmt.

TRAINING VON MUSKELKETTEN

Die Mobility-Übungen sprechen stets mehrere Körperbereiche zugleich an: neben dem Fasziengewebe auch die gelenknahen Rezeptoren und solche, die in Sehnen, Bändern und Kapseln liegen. Dadurch verbessert das Training nicht allein die Beweglichkeit, sondern auch die Bewegungskoordination und -kontrolle. Es werden auch einige klassische Dehnübungen ausgeführt, aber immer mit Muskelaktivität – in einer dynamischen Form.

EIN SORGLOS-PAKET

Viele der Positionen erfordern dabei ein hohes Maß an Körperspannung und heizen so den Muskeln kräftig ein. Die Übergänge zwischen Stretching und Mobilitätstraining sind ebenso fließend wie die vom Mobilitäts- zum Krafttraining. Mobility-Übungen sind quasi die Schnittstelle zwischen Flexibilitäts- und Krafttraining. Diese Kombination aus Beweglichkeit und Kräftigung ist perfekt, um muskuläre Dysbalancen auszgleichen.

GENAU DAMIT WERDEN SIE MIT 50 BEWEGLICHER ALS MIT 30

Ein Workout, so wie Sie es hier angeboten finden, beinhaltet verschiedene Übungen, die in jedem Alter und Fitnesslevel durchgeführt werden können – und auch an jedem Ort. Fazit: Mit einem regelmäßigen Mobility-Training legen Sie den Grundstein für gesundes Älterwerden. Sie steigern Ihr Wohlbefinden, Ihre Lebensenergie und Ihre Leistungsfähigkeit im Alltag und beim Sport.

DAS TENSEGRITY-MODELL

Jede Bewegung hat Auswirkungen auf den ganzen Körper. Das Tensegrity-Modell beschreibt sehr schön, wie ein Netzwerk aus festen Bestandteilen über Spannungsverhältnisse stabil gehalten wird. Reißt eine Seilverbindung oder werden die Spannungsverhältnisse geändert, gerät das gesamte Modell in Schieflage. Mit dem Alterungsprozess droht genau das zu passieren. Die Spannung lässt generell nach und wir sollten mit einem regelmäßigen Beweglichkeitstraining gegensteuern.

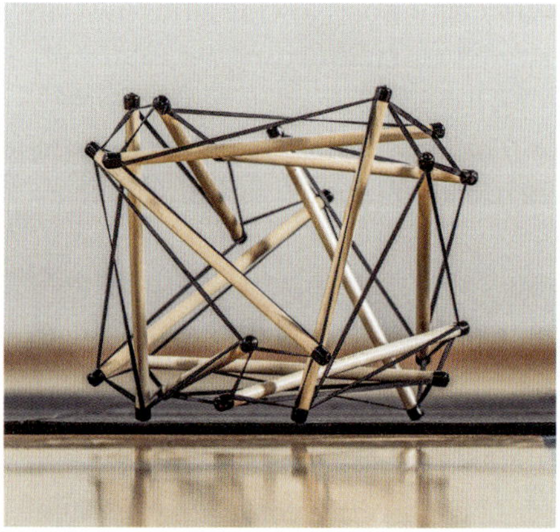

Mobility-Training – so neuartig wie effizient

Bloßes Dehnen oder Stretching war gestern. Das zeitgemäße Mobility-Training verfolgt einen ganzheitlichen Ansatz, der dem Altern gekonnt ein Schnippchen schlägt.

WESENTLICHE ELEMENTE

a: **Gelenkbeweglichkeit:** *Übungen zur Verbesserung der Bewegungsreichweite in den Gelenken, zum Beispiel der Schultern und Hüften.*

b: **Dynamische Mobilisation:** *Bewegungen, die Muskeln aktiv durch ihren Bewegungsbereich führen und dabei Kraft und Flexibilität steigern.*

c: **Neuromuskuläre Kontrolle:** *Übungen, die darauf abzielen, das Zusammenspiel von Nervensystem und Muskulatur zu verbessern, um kontrollierte Bewegungen zu fördern.*

d: **Stabilität und Balance:** *Training zur Stärkung der stabilisierenden Muskulatur, um Bewegungen sicherer und effizienter auszuführen.*

WICHTIGE ZIELE

e: **Erhöhung des Bewegungsspielraums:** *Verbesserte Beweglichkeit in den Gelenken, ohne externe Unterstützung.*

f: **Verletzungsprävention:** *Stabilität und Kontrolle innerhalb der Gelenkbewegungen beugen Verletzungen vor.*

g: **Verbesserung der Bewegungsqualität:** *Eine optimierte Körperhaltung und geschmeidigere Bewegungsabläufe.*

h: **Allgemeine Leistungssteigerung:** *Höhere Effizienz und Ausführungsgeschwindigkeit, vor allem im Sport.*

Ausreichend Gründe, gleich heute zu beginnen, oder?

So bleiben Sie geschmeidig

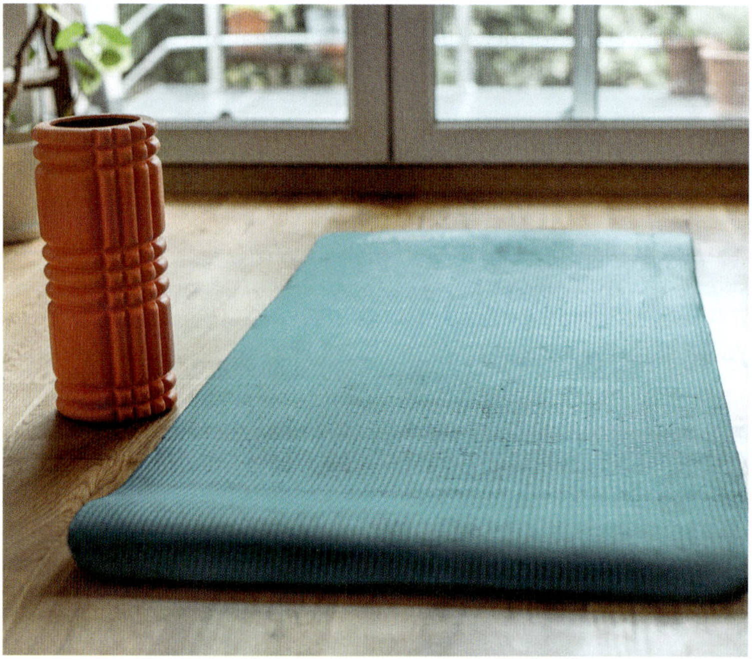

Fitness ist eine Reise, kein Ziel. Es gibt gute und schlechte Tage, Erfolge und Misserfolge. Doch Sie werden staunen, wie viel an Beweglichkeit Ihr Körper zulegen kann, wenn Sie ihn nur lassen. In diesem Sinne: Genießen Sie die Reise. Die folgenden Tipps helfen Ihnen dabei.

Planvoll, zielorientiert, erfolgreich

Mobility Training wäre per Definition kein Training, wenn es nicht zielgerichtet und regelmäßig durchgeführt werden würde. Arbeiten Sie also nach Plan. Die Einheiten sollten nur so lang sein, dass Sie sie regelmäßig in Ihren Wochenablauf integrieren können. Beim Thema Mobility gilt stets das Motto: Je öfter, desto besser, aber jedes einzelne Mal ist besser als keinmal! Das Allerwichtigste ist, häufig zu trainieren, dabei muss das einzelne Mal gar nicht lang sein.

WIE OFT, WIE LANG TRAINIEREN?

Zwei- bis dreimal pro Woche Training dient der Erhaltung der Mobilität, die Sie aktuell haben. Möchten Sie Defizite ausgleichen oder Ihre Beweglichkeit verbessern, steigern Sie die Häufigkeit auf vier- bis sechsmal oder im Idealfall auf ein tägliches Training. Dabei reichen zehn bis fünfzehn Minuten am Tag aus. Die bei den Übungen ab Seite 39 jeweils angegebenen Wiederholungszahlen und Zeiten sind Empfehlungen, die eine Orientierung bieten, und keine starren Vorschriften. Mit der Zeit entwickeln Sie ein gutes Gespür für die Rückmeldungen Ihres Körper und seine Bedürfnisse. Bereits nach etwa zwei Wochen werden Sie merken, dass sich Ihre Haltung verbessert hat und Sie sich stärker und beweglicher fühlen. Nach einigen Wochen werden die Erfolge auch äußerlich sichtbar – mit kräftigeren Muskeln und einer besseren Definition. Vor den strukturellen Anpassungen erfolgt immer erst die neurophysiologische Neuprogrammierung, die man nicht sieht.

JE ÖFTER, DESTO BESSER

Bauen Sie Mobility-Übungen so oft wie möglich in Ihren Alltag ein. Wenn Sie beispielsweise viel im Sitzen arbeiten, führen Sie doch zu jeder vollen Stunde eine ausgewählte Übung aus. Gerade bei chronischen Beschwerden ist dieses Vorgehen erfolgsentscheidend, denn: Je länger ein Problem besteht, desto länger dauert es voraussichtlich auch, es wieder loszuwerden. Eine häufige Übungsausführung ist einer der besten Lösungsansätze, vor allem, wenn Ihr Alltag Belastungen oder Haltungen mit sich bringt, die die Effekte des Trainings wieder torpedieren.

Kurzer Check beim Arzt

Als Neu- oder Wiedereinsteiger oder -einsteigerin sollten Sie sich vor Beginn des Trainings von Ihrem Arzt durchchecken lassen. So erhalten Sie Aufschluss über Ihre aktuelle Konstitution und mögliche Risikofaktoren. Insbesondere gilt dies, wenn Sie Beschwerden haben, übergewichtig sind oder rauchen.

PERFEKTE ERGÄNZUNG ZU IHREM LIEBLINGSSPORT

Wenn Sie die Mobility-Übungen in Ihre Fitness-Workouts einfließen lassen möchten, bieten sich vor allem kleinere Einheiten vor jedem Training an. Alle paar Tage absolvieren Sie dann größere Mobility-Workouts. So ergänzen sich die unterschiedlichen Ansätze ideal! Sie können Ihre Mobility-Routine selbstverständlich auch vor Ihrer Jogging-Runde oder dem Tennistraining ausführen, um von den leistungsfördernden Eigenschaften zu profitieren und sich wirklich optimal vorzubereiten.

Beim Training im Studio können Sie die Mobility-Übungen in aktiven Pausen zwischen den Sätzen machen. Das hält auch die Fettverbrennung am Laufen und ist viel effektiver, als sich nach einem Satz auf die nächste Bank zu setzen und aufs Handy zu starren. Aber auch nach einem Training oder als eigenständiges Workout können Sie die Übungen aus diesem Buch nutzen.

Wie ist das Training aufgebaut?

Ganz am Anfang jeder Einheit steht das Aufwärmen. Auch wenn es bei Mobility genau um das Thema Flexibilität und Geschmeidigkeit geht, ist es dennoch ratsam, zu Beginn die Muskeln zu lockern und vorzubereiten.

Auch wenn Sie viel dehnen und die Beweglichkeit im Vordergrund steht, werden Sie definitiv schwitzen!

Dann folgt das eigentliche Training. Wählen Sie die Übungen entsprechend Ihren Bedürfnissen aus. Einsteiger starten mit zwei bis drei Übungen pro Körperpartie. Fortgeschrittene führen drei oder mehr Angebote aus. Wenn Sie sich so Ihr Set zusammenstellen, haben Sie im Nu einen ritualisierten Ablauf.

VON JEDEM ETWAS

Natürlich können Sie sich auf Ihre Schwachstellen konzentrieren. Im Sinne der Ganzheitlichkeit und da alles im Körper miteinander verbunden ist, lohnt es dennoch, in jedes Mobility-Training alle Körperbereiche einzubeziehen. Aus diesen vier Sparten können Sie jeweils Übungen wählen:

- *Schultern, Arme und Hände (ab Seite 48)*
- *Brust und Rücken, Bauch und Taille (ab Seite 68)*
- *Hüfte, Beine und Füße (ab Seite 84)*
- *Kombinationen von Kopf bis Fuß (ab Seite 106)*

Oder Sie nutzen die Übungsprogramme ab Seite 128, um nach Schwerpunkten zu trainieren, die Sie ebenfalls abwechseln.

SINNVOLL KOMBINIERT

Nicht alle der hier beschriebenen Übungen zielen allein auf die Beweglichkeit ab. Einige enthalten auch kräftigende Elemente, andere bringen vor allem Dehneffekte mit sich. Das ist beabsichtigt: Eine strikte Trennung von Trainingseffekten ist ebenso wenig zielführend wie das isolierte Training eines einzelnen Muskels in einer Muskelkette. In der Summe haben die Übungen die Aufgabe, Ihren Gelenkstrukturen neue beziehungsweise verloren gegangene Beweglichkeit zu schenken. Die können wir alle gebrauchen, denn egal, ob Wirbelsäule, Hüfte oder Schultern – bei kaum jemandem sind alle Gelenke in einer optimalen Verfassung. Das Mobilitätstraining sorgt dafür, dass Sie sich wieder fit und jünger fühlen.

OPTIMALE ÜBUNGSAUSWAHL

Ähnlich wie beim Krafttraining gibt es auch bei Mobility-Übungen viele verschiedene Variationen und Schwierigkeitsstufen. Steigen Sie daher jeweils mit den leichtesten Varianten ein und intensivieren Sie die Dehnungen innerhalb des Workouts und von Einheit zu Einheit. Bei jedem Körperbereich finden Sie zunächst die leichteren, dann die schwierigeren Übungen. Außerdem sind als Tipp manchmal Varianten angegeben.
Auch sollten Sie aus der vollen Bandbreite an Übungen schöpfen. Dehnen Sie Ihre Muskeln immer nur mit denselben Übungen, verschenken Sie die Chance, schneller Fortschritte zu machen. Es ist also durchaus erwünscht, dass Sie sich auf Dauer unterschiedliche Programme zusammenstellen. Denn: Nur wer sein Workout auf seine aktuellen Bedürfnisse zuschneidet, wird langfristig motiviert bleiben. Und darauf kommt es an.
Bei Ihrem Training geht es nicht darum, irgendein Pensum abzuspulen. Ihnen stehen zahllose Kombinationsmöglichkeiten zur Verfügung, die jeweils einen bestimmten Schwerpunkt verfolgen können. Bereits für Sie zusammengestellte Mobility-Programme finden Sie ab *Seite 128* sowie in den Umschlagklappen des Buches.

Was wird benötigt?

Das Workout funktioniert ohne Geräte. Für die Übungen brauchen Sie wirklich nur Ihren Körper, Motivation und Durchhaltevermögen. Lediglich eine Matte, auf der Sie Ihre Übungen machen können, ein Handtuch und Wasser sollten dabei sein. Genießen Sie ab sofort die Freiheit, Ihr Workout dann zu machen, wenn es Ihre Zeit zulässt – nach dem Aufstehen, in der Pause, am Feierabend oder auf Reisen. In Zukunft können Sie jedes noch so kleines Zeitfenster für ein Blitzworkout nutzen, um Ihre Beweglichkeit zu fördern.

Alles eine Frage der Motivation

»Heute geht's los mit dem Training!« So lautet häufig der gute Vorsatz. Aber dann ruft plötzlich der beste Freund an, es läuft die Lieblingsserie im Fernsehen oder man fühlt sich heute einfach so schlaff. Solche Motivationsprobleme kennt jeder. Dagegen hilft nur eins: eine genaue und realistische Planung Ihres Trainings.

FESTE ROUTINEN

Bauen Sie die Übungen am besten fest in Ihren Tages- und Wochenablauf ein. Legen Sie also zum Beispiel fest, immer gleich vor oder nach dem Frühstück zu trainieren. Reservieren Sie sich eine genaue Zeit für Ihre Mobility. Diese Minuten sollten Ihnen heilig sein! Lassen Sie diese Termine nur im äußersten Notfall sausen und nie, ohne sofort einen neuen Zeitpunkt festzulegen! Sie werden sehen, spätestens nach den ersten sechs Wochen wollen Sie Ihr Workout ohnehin nie mehr missen und freuen sich drauf.

Warum sechs Wochen? Nach dieser Zeit hat sich Ihr Körper dem moderaten Training angepasst und das erste Fundament ist gelegt. Zudem benötigt das Gehirn so lange, um ein neues Verhaltensmuster zu erlernen. Wenn erst einmal das Neue zur Gewohnheit geworden ist, kann es mit viel weniger Aufwand in die Tat umgesetzt werden. Aus einem schmalen Trampelpfad wird ein neuer Lebensweg.

Sportmediziner raten, morgens oder abends zu trainieren – entweder zwischen 8 und 10 oder zwischen 18 und 20 Uhr. In diesen Stunden ist der Körper am leistungsfähigsten.

DER BESTE ZEITPUNKT

Doch wann ist der optimale Trainingszeitpunkt? Vielleicht kennen Sie auch das: Sie müssen sich morgens mühsam aus dem Bett quälen und die erste Stunde des Tages ist an Bewegung gar nicht zu denken. Daher nehmen Sie sich fest vor, am Abend Sport zu machen. Doch so oft schreien dann das Sofa und die Chips nach Feierabend so laut, dass Sie nicht widerstehen können. Und so nehmen Sie sich vor, es eben doch am Morgen zu versuchen. Aber dann ... Mein Tipp: Erschaffen Sie sich eine Mobility-Routine von fünf bis zehn Minuten, die Sie einfach durchziehen. An festgelegten Tagen – am besten natürlich täglich. Und zu einer festgelegten Uhrzeit.

Richten Sie Ihren Fokus fest darauf, dass Sie mehr Bewegungsqualität in Ihren Alltag bringen werden, um sich besser zu fühlen. In

Zukunft wird kein Tag mehr ohne diese kurze Routine starten oder enden. Die anfängliche Überwindung lohnt sich. Versprochen! Sie werden sich schon bald fitter fühlen.

JEDERZEIT UND ÜBERALL

Beschränken Sie sich nicht auf Ihre festgelegten Übungszeiten. Denn oftmals braucht unser Körper gerade mitten am Tag ein paar Bewegungspausen. Nach einem anstrengenden Meeting oder einer intensiven Arbeitseinheit. Geben Sie ihm dann ein paar zusätzliche Mobilisationsübungen zwischendurch und befreien Sie sich von den Belastungen des Alltags. Während Sie sich auf die Bewegungen konzentrieren, lenken Sie Ihre Aufmerksamkeit für einen Moment weg von Ihrer Arbeit hin zu mehr Achtsamkeit für sich selbst. Gönnen Sie sich und Ihrem Körper diese kurze Auszeit.

MOBILITY ALS GANZ NORMALER TEIL DES LEBENS

Letztlich geht es darum: Versuchen Sie das Training Ihrem Biorhythmus anzupassen und trainieren Sie zu Ihren persönlichen Hoch-Zeiten. Damit schulen Sie nicht nur Ihr Körperbewusstsein, sondern optimieren auch den Trainingseffekt, denn Sie können den Zeitpunkt Ihrer höchsten Leistungsfähigkeit wählen. Sie sollten aber nicht vergessen, regelmäßig auch längere Trainings einzuschieben, um effektiv zu bleiben. Mit den Wochen und Monaten, die Sie dranbleiben, wird Ihnen das aber beinahe von selbst ein Bedürfnis, denn Sie spüren, wie gut Ihnen die Mobilisierung Ihres Körpers tut. Und dann wollen Sie mehr.

FORDERN SIE IHREN KÖRPER HERAUS

Egal, auf welchem Leistungsniveau Sie sich befinden: Einige Trainingsprinzipien gelten für alle Sportler. Dabei spielt es keine Rolle, ob Sie sich auf Ihren nächsten Marathon vorbereiten oder versuchen, Ihre Asanas zu perfektionieren – das Grundprinzip ist immer das gleiche: Bringen Sie Ihren Körper aus dem Gleichgewicht! Zurückzuführen ist diese Maxime auf den eigentlichen biologischen Motor des Trainings, das Gesetz der Homöostase. Es besagt, dass der Organismus, um ein dynamisches Gleichgewicht zu erhalten, sein Leistungsvermögen an die Anforderungen seiner Umwelt anpasst.

VON NICHTS KOMMT NICHTS

Auf erhöhte Ansprüche, etwa durch ein Beweglichkeitstraining, reagiert Ihr Körper demnach prompt: Wenn Sie regelmäßig dafür sorgen, dass Ihre Muskeln nicht zu kurz kommen, werden Sie nicht nur beweglicher, sondern kräftigen durch die sich wiederholende Zugbelastung auch das Bindegewebe.

Umgekehrt gilt: Werden Ihre Muskeln nicht regelmäßig beansprucht, werden sie unaufhaltsam abgebaut. Unfair? Wohl kaum, eher ökonomisch, denn Ihr Körper leistet immer nur das, was Sie von ihm fordern. Was nicht genutzt wird, verkümmert langfristig. Wollen Sie Ihre Leistungsfähigkeit steigern, dann müssen Sie Ihre Muskeln vor immer größere Herausforderungen stellen.

Es ist nie zu spät, anzufangen

Aber es ist immer zu früh aufzuhören. Je eher wir beginnen, regelmäßig zu trainieren, desto gesünder altern wir in der Regel. Aber heißt das, dass es sich ab einem bestimmten Alter gar nicht mehr lohnt, sich mehr zu bewegen? Keinesfalls! Nur weil Sie bislang nie

JUNG IM KOPF, JUNG IM KÖRPER

Die innere Einstellung hat großen Einfluss auf unser biologisches Alter – und auch darauf, ob wir unser Training regelmäßig absolvieren. Altern fängt im Kopf an. Wer sich alt fühlt, traut sich weniger zu und wird auch weniger aktiv. Über Jungbleiben und Älterwerden entscheidet somit zu einem großen Teil unser Mindset. Mit einer positiven Sicht auf das Älterwerden lassen sich Erkrankungen vermeiden oder auch leichter wegstecken und überwinden. Stärken wir unsere Persönlichkeit, können wir unsere Lebensumstände immer wieder aktiv anpassen. Wer hingegen griesgrämig und nörgelnd durch den Tag geht, beraubt sich selbst seiner Kraft. Menschen mit einer optimistischen Wahrnehmung des Alters leben acht Jahre länger, so Forscher der Universität Zürich. Sie sind weniger gestresst, lösen Krisen leichter. Wer positive Erwartungen an das eigene Leben hat, ist auch bereit, aktiv etwas für die Realisierung dieser Erwartungen zu tun. Ganz zu schweigen davon, dass Geist und Herz profitieren, wenn wir, statt krampfhaft jung bleiben zu wollen, die Weisheit und Klarheit der späten Jahre willkommen heißen.

Sport getrieben oder vor vielen Jahren damit aufgehört haben, sollten Sie nicht denken, dass es sich nun nicht mehr lohnt, damit anzufangen. Im Gegenteil – es ist nie zu spät! Jeder Mensch hat Möglichkeiten und genau genommen sogar die Pflicht, sich um seinen Körper zu kümmern. Das gilt in jungen Jahren ebenso wie in der Lebensmitte und im Alter. Biologisch haben wir alle Voraussetzungen dafür.

KÖRPER UND GEIST IN BESTFORM

Perfekt muss er nicht sein, aber wir möchten uns in unserem Körper wohlfühlen. Dazu gehören die vier Säulen der Fitness (siehe Seite 21), also die Grundeigenschaften, die unseren Körper geschmeidig und stark machen, die ihn straffen und bestens arbeiten lassen. Die Übungen im Praxisteil sind für Einsteigerinnen und Einsteiger ebenso geeignet wie für erfahrene Athletinnen und Athleten. Sie werden sich nach dem Training ziemlich sicher nicht erschöpft fühlen. Stattdessen helfen die großen Bewegungen und die öffnenden Körperpositionen, Sie nicht nur physisch, sondern auch psychisch regelrecht aufzurichten. Man weiß heute, dass eine regelmäßige Mobility-Routine einen positiven Effekt auf die mentale Gesundheit hat. Sie hilft beispielsweise dabei, Stress- und Angstgefühle zu reduzieren.

DIE HALTUNG MACHT'S

Unsere Körperhaltung kann in Teilen sogar unsere Persönlichkeit widerspiegeln, denn auch psychische Zustände wirken sich auf die Haltung aus. Umgekehrt führen bestimmte Positionen dazu, dass entsprechende Hormone und Botenstoffe für Selbstbewusstsein und Gelassenheit sorgen. Eine aufrechte, offene Körperhaltung etwa fördert die Produktion von Testosteron, das uns aktiv und bereit macht.

Vor allem der Anfang ist schwer

Sind Sie ausreichend motiviert? Bleiben Sie unbedingt dran! Schwierig, weil ungewohnt, ist allenfalls die Anfangsphase. Die ersten drei bis sechs Wochen, in denen Sie ein wenig Disziplin und Energie aufbringen müssen, werden im Rückblick zu den lohnendsten Investitionen in Ihrem Leben zählen. Sobald Sie die ersten Erfolge verspüren, werden Sie Ihr regelmäßiges Training nicht mehr missen wollen.

So trainieren Sie richtig

Wer korrekt trainiert, sieht schneller Fortschritte. Vor allem die Körperhaltung und die richtige Ausführung der Übungen sind das A und O eines erfolgreichen Workouts. Hier die wichtigsten Regeln auf einen Blick.

RICHTIG ATMEN

Ihr Atem sollte während des gesamten Trainings möglichst ruhig und gleichmäßig fließen. Betonen Sie das Ausatmen, das gern etwas länger dauern darf als das Einatmen. Das entspannt angenehm. Beobachten Sie Ihre Atmung, damit verbannen Sie zugleich Außenreize aus Ihrer Wahrnehmung. So wird Stress ausgefiltert, Ihnen wird nicht unnötig Energie geraubt und negative Gedanken haben Pause.

BEGINNEN SIE LANGSAM ...

... und erhöhen Sie erst nach und nach das Tempo. Langsame Bewegungen verbessern Ihre motorische Leistung besonders gut. Erst kontrollierte, kraftvolle Moves in einem angemessenen Tempo ermöglichen eine effiziente und ausgewogene Muskelentwicklung und korrektes Üben. Die langsame Aktivität fördert zudem die Koordination und verringert das Verletzungsrisiko.

QUALITÄT HAT VORRANG

Die Qualität der Bewegungsausführung hat immer Vorrang vor der Anzahl der Wiederholungen. Nach dem Motto: Bewegen Sie sich erst gut und dann viel. Konzentrieren Sie sich auf die Wahrnehmung Ihrer Bewegung im Raum. Lenken Sie die Aufmerksamkeit wie von außen auf das Ziel der Bewegung. Versuchen Sie bei jeder Wiederholung über den gesamten Bewegungsweg zu erspüren, wie sich die trainierte Region anfühlt und welche Auswirkung sie auf den übrigen Körper hat. So sind Sie beim Trainieren wirklich in Ihrem Körper »anwesend« und profitieren in vollem Umfang davon.

Üben Sie zu Beginn, wenn möglich, sogar vor einem Spiegel. Kontrollieren Sie so die korrekte Ausführung und entwickeln Sie ein Gefühl für die Übungen.

ERST STABIL, DANN DYNAMISCH

Egal, ob im Stand oder auf dem Boden: Stabilisieren Sie zunächst immer erst Ihre Position, bevor der dynamische Übungsteil erfolgt. Ziehen Sie den Bauchnabel mit dem Ausatmen nach innen, spannen Sie den Po an und kippen Sie das Becken leicht nach vorn, damit der untere Rücken gerade ist.

GENIESSEN SIE DIE BEWEGUNGEN

Spüren Sie beim Üben bewusst in Ihren Körper hinein und erfahren Sie jede Minute als etwas Gutes, das Sie sich gönnen. Stress und Hektik sind außerordentlich schlechte Trainingsbegleiter. Richten Sie Ihr inneres Auge immer auf den Muskel, den Sie gerade trainieren. Visualisieren Sie die Übungen. Wissenschaftliche Studien haben gezeigt, dass das nicht nur anspornt, sondern anschließend auch die tatsächliche Leistung steigert. Gehen Sie die Übung also vor Ihrem inneren Auge genau durch und stellen Sie sich vor, wie Sie sie perfekt ausführen. Überlegen Sie, wo die Muskeln sitzen, die Sie mobilisieren möchten. Mit der richtigen Hingabe lassen sich so die Trainingseffekte vervielfachen. Reine Übungssache.

GUTE KOPFHALTUNG

Halten Sie den Kopf gerade in Verlängerung der Wirbelsäule. Die Kopfhaltung beeinflusst auch andere Körperteile. Liegt der Kopf etwa im Nacken, fördert dies eine Hohlkreuzposition. Stellen Sie sich deshalb vor, an Ihrem Kopf wäre eine Schnur befestigt, die Sie wie eine Marionette nach oben zieht.
Lassen Sie den Kopf auch nicht hängen. Ziehen Sie Ihre Schultern tief, heben Sie den Brustkorb leicht an und halten Sie den Nacken gerade. In dieser Körperposition ist der Belastungsdruck für Ihre Bandscheiben am geringsten.

DAS BESTE ZUM SCHLUSS

Beginnen Sie immer mit den Übungen, die Sie weniger gern mögen und die Ihnen schwerfallen. So können Sie möglichen Ungleichgewichten vorbeugen. Außerdem freuen Sie sich umso mehr auf die Übungen, die noch kommen.

Und damit nun:
Viel Freude mit der Praxis!

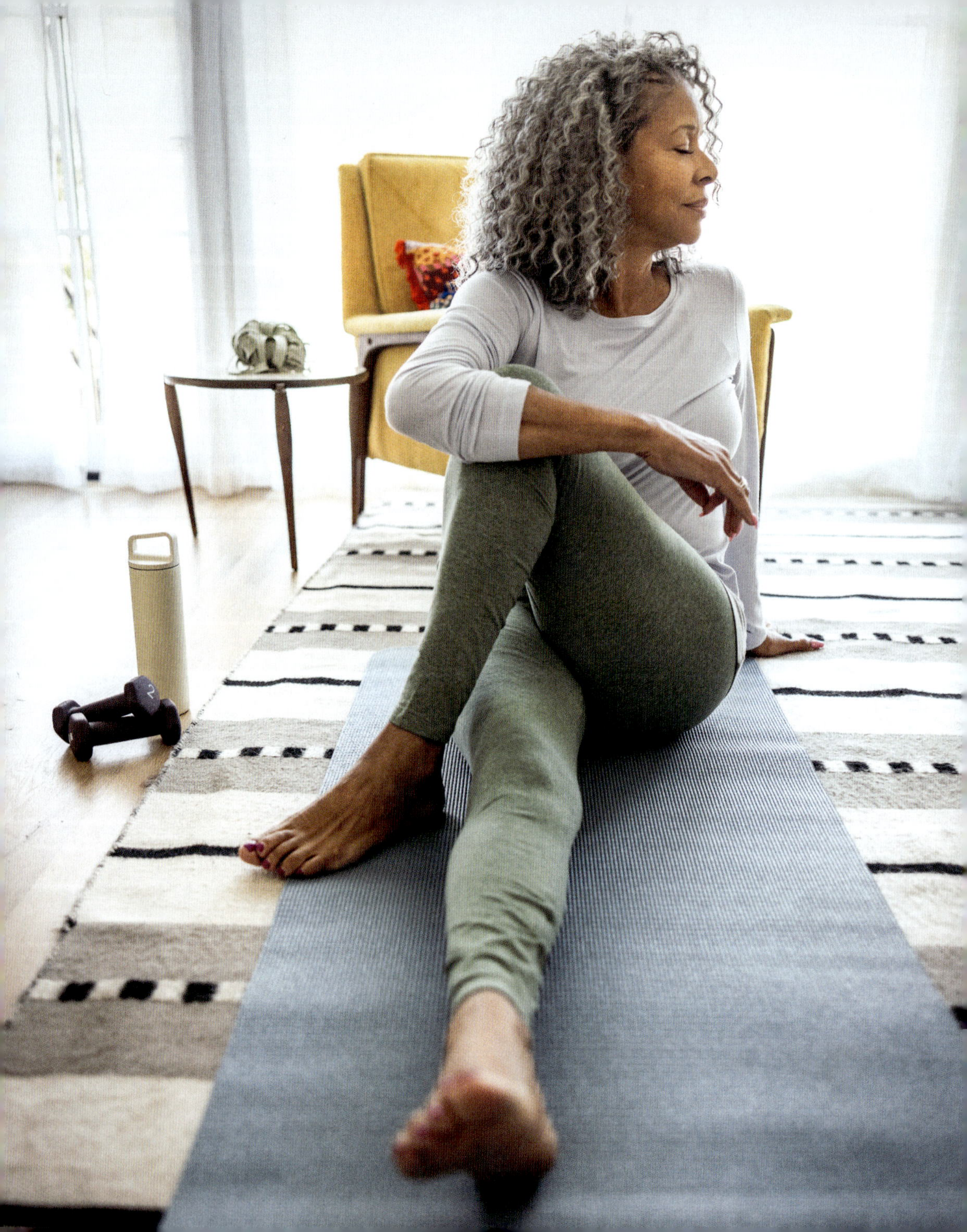

Endlich rundum flexibel

Egal, wie lange Sie nicht trainiert haben: Mit diesen Übungen gewinnen Sie die Beweglichkeit Ihres Lebens zurück– step by step für jede Körperpartie und in idealen Kombinationen.

Maximale Beweglichkeit erlangen

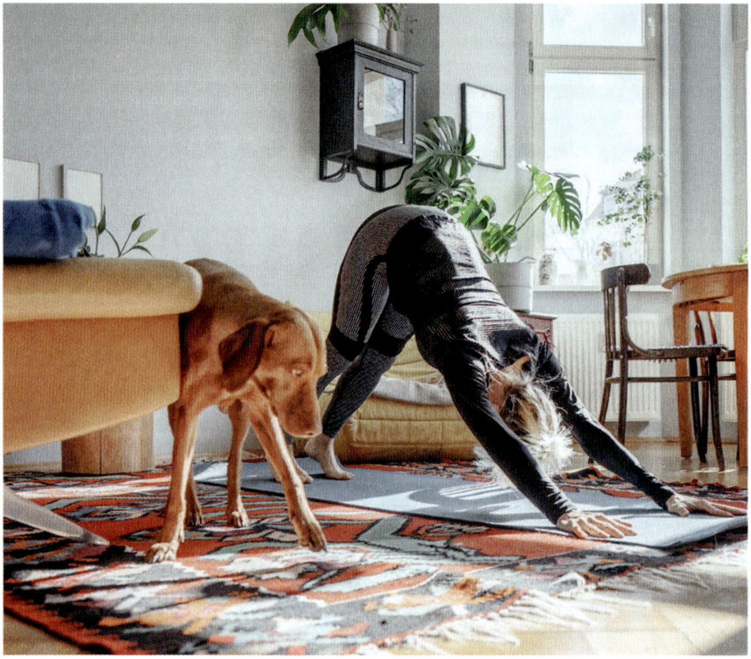

Auch wenn Sie seit langer Zeit nicht mehr trainiert haben: Mit den folgenden Übungen können Sie sich Ihr eigenes Mobility-Programm maßschneidern. Für jede Körperpartie gibt es hier Grundübungen, mit denen Sie sofort beginnen können. Die komplexeren Positionen folgen jeweils

am Ende eines Abschnitts. Detaillierte Step-by-step-Anweisungen zu jeder Übung helfen Ihnen, Fehler zu vermeiden, und garantieren ein zeitsparendes und effektives Training. Leichter geht es nicht! Sie können sofort loslegen und von Ihrem Mobility-Training profitieren.
Zu jedem Körperbereich finden Sie auf den nächsten Seiten die wichtigsten Dehnungen. Nach dem Warm-up:

- *Schultern, Arme und Hände*
- *Brust und Rücken, Bauch und Taille*
- *Hüfte, Beine und Füße*
- *Kombinationen von Kopf bis Fuß*

Sie trainieren für sich und mit sich

Denken Sie daran: Nicht jeder Körper ist gleich. Und auch nicht jeder Tag in Ihrem Körper ist gleich. Hören Sie also insbesondere beim Training auf Ihren Körper. Vergleichen Sie sich nicht mit der Beweglichkeit anderer und eifern Sie keinem zu hohen Ideal nach. Wie flexibel Sie jeweils sind, hängt von vielen Faktoren ab, die Sie nicht alle beeinflussen können: vom biologischen wie chronologischen Alter, vom Geschlecht und der aktuellen psychischen Verfassung, aber auch von äußeren Umständen, wie etwa der Tageszeit oder dem Wetter. Unabhängig davon gilt: Wer rastet, der rostet. Oder besser positiv formuliert: Wer an seiner Beweglichkeit arbeitet, optimiert dadurch gleichzeitig die gesamte Leistungsfähigkeit seines Körpers. Es geht auch nicht darum, um jeden Preis den Bewegungsumfang zu steigern. Konzentrieren Sie sich ganz auf sich und Ihr Körpergefühl! Und genau das wird sich am allerschnellsten positiv verändern, sobald Sie regelmäßig trainieren.

ALLES IN VERBINDUNG

Führen Sie die Bewegungen nicht isoliert, sondern dynamisch aus ganzen Muskelketten heraus aus. Wichtig ist dabei die Vorstellung, dass keine noch so kleine Bewegung die Arbeit eines einzigen Muskels ist. Alles hat Auswirkungen auf den übrigen Körper – die Kraft für die Ausführung einer Bewegung kommt nicht aus einem oder auch aus mehreren Muskeln allein, sondern aus der Funktionsgesamtheit. Getreu dem Motto: »Das Ganze ist mehr als die Summe seiner Teile.«

Warm-up: Wärmstens empfohlen

Mit dem Aufwärmen bereiten Sie Körper und Geist auf das bevorstehende Workout vor: Blut und Gewebeflüssigkeit werden dünnflüssiger, sämtliche Stoffwechselprozesse laufen schneller ab. Ihre physische und psychische Leistungsbereitschaft wird gesteigert.

BERGSTEIGER STEHEND

1. Stellen Sie sich mit hüftbreit geöffneten Füßen im Abstand einer anderthalbfachen Armlänge vor eine Wand. Jetzt mit nach vorn gestreckten Armen an die Wand lehnen, sodass die Oberschenkel zum Oberkörper etwa in einen 45-Grad-Winkel kommen. Beide Arme sind auf Schulterhöhe, die Finger zeigen nach oben.
2. Der Rücken bleibt lang und der ganze Körper spannt sich an. So werden Rumpf- und Gesäßmuskulatur aktiviert. Aktiv gegen die Wand drücken.
3. Die Knie zügig nun im Wechsel bis auf Hüfthöhe anheben und dabei den Oberkörper möglichst stabil halten. (1)

→ *2 bis 3 Minuten lang, 20 Sekunden Pause und eine zweite Runde.*

Wirkung

+ Die Allround-Übung vereint Koordinations- und Ausdauertraining. Ihr Herz-Kreislauf-System kommt in Schwung, wenn Sie wie beim Bergsteigen Ihre Rumpfmuskulatur aktivieren und quasi nach einem Halt für die Füße suchen.
+ Die Stabilität der Körpermitte wird verbessert.

Tipp

Wechseln Sie die Beine schnell, aber kontrolliert. Ihr Rumpf bleibt stabil. Zum Kennenlernen verzichten Sie auf das hohe Tempo. Als Steigerung können Sie nach jeder vierten Wiederholung das Tempo für zwei Beinzüge um das Doppelte erhöhen.

1

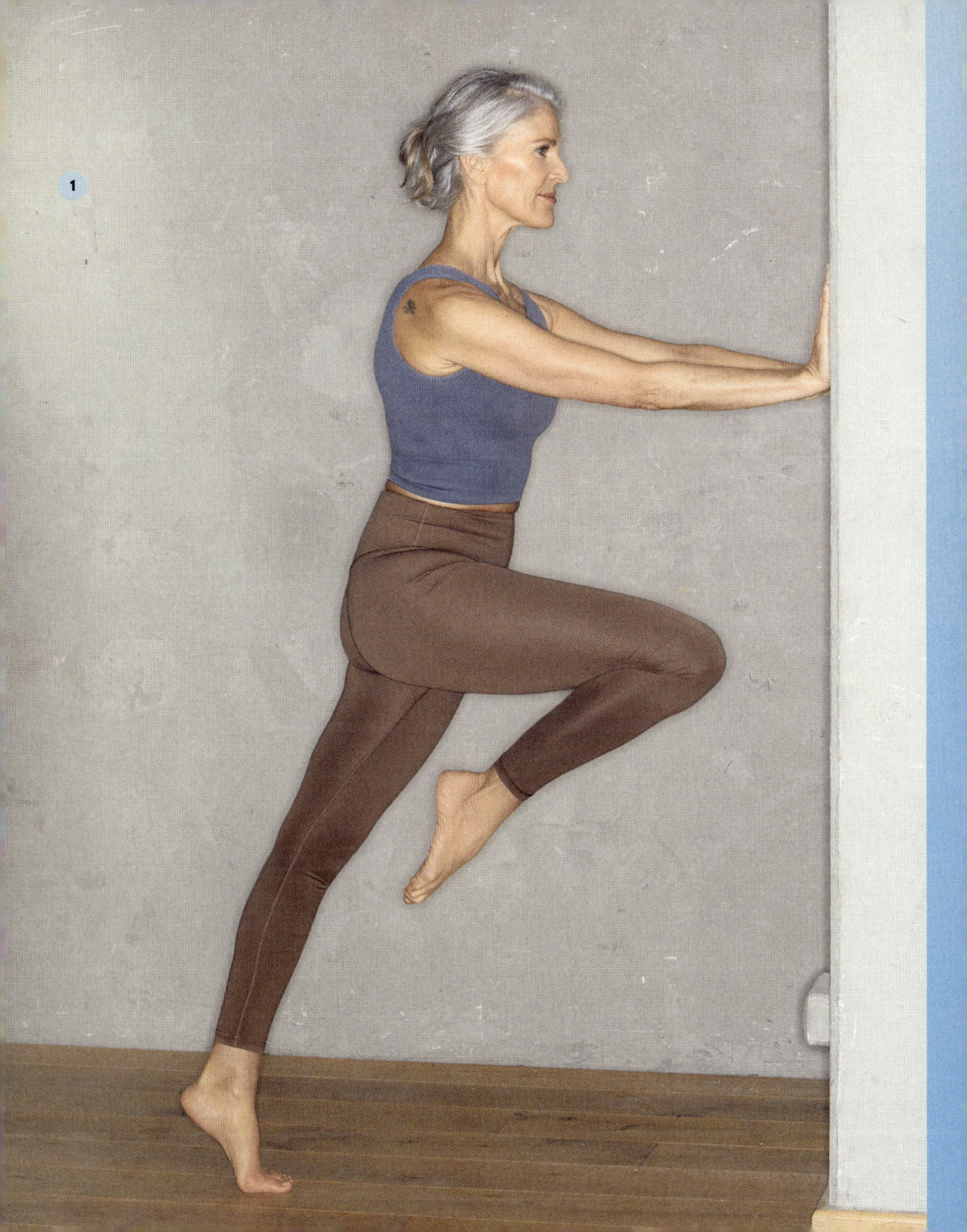

ARMSCHWINGEN

1 In einem aufrechten, schulterbreiten Stand heben Sie den rechten Arm seitlich an. Verlagern Sie Ihr Gewicht auf das rechte Bein und stecken Sie den Arm diagonal nach rechts in die Länge.
2 Jetzt den Arm vor dem Körper in die entgegengesetzte Richtung schwingen. Gleichzeitig verlagern Sie Ihr Körpergewicht auf das linke Bein. (1)
3 Anschließend schwingt Ihr Arm über den gleichen Weg zurück in die Startposition nach rechts oben.
4 Wiederholen Sie die Bewegung so, dass der Arm ins Pendeln kommt.
5 Vergrößern Sie die Pendelbewegung nach und nach immer weiter.
6 Bewegen Sie sich locker mit den Beinen mit, um die Schwungbewegung zu unterstützen. Beide Knie sind leicht gebeugt.

→ *Je 1 Minute lang zu beiden Seiten, 10 bis 20 Sekunden Pause und eine zweite Runde.*

Wirkung

+ Ihre Schultern werden mobilisiert und beweglicher.
+ Die Koordination wird verbessert und der Kreislauf angeregt.

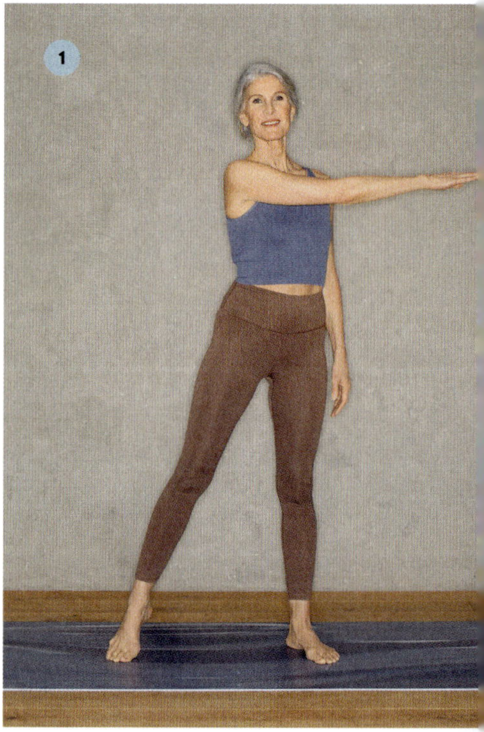

ARMKREISEN

1 Sie beginnen im aufrechten Stand. Ihre Arme sind nach oben neben den Ohren ausgestreckt. Die Schultern bleiben unten.

2 Nun mit dem rechten Arm nach hinten kreisen. Gleichzeitig kreist der linke Arm nach vorn. Unten treffen sich beide Arme an der Körperaußenseite wieder.

3 Kreisen Sie beide Arme weiter. Der rechte Arm kommt über vorn nach oben. Der linke über hinten. Oben treffen sich beide. Die Arme befinden sich wieder neben den Ohren. (1)

4 Das Kreisen weiter in die gleiche Richtung fortsetzen. Nach 1 Minute wechseln Sie die Richtung.

→ *1 Minute lang in jede Richtung, 10 bis 20 Sekunden Pause und eine zweite Runde.*

Wirkung

+ Armkreisen mobilisiert die Schultergelenke und revitalisiert den gesamten Oberkörper.
+ Die Übung ist ein schönes Warm-up für die Brustmuskulatur und aktiviert zugleich die Muskeln des oberen Rückens.

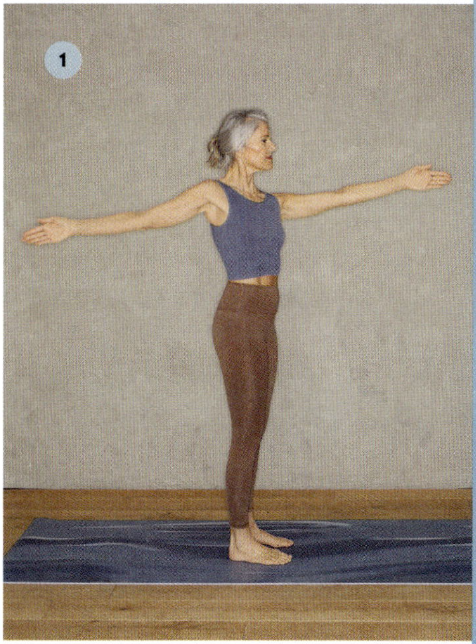

BURPEES

1 Stehen Sie aufrecht. Blick geradeaus, die Füße sind schulterbreit aufgestellt. (1)

2 Jetzt gehen Sie in die Hocke und setzen die Hände unter den Schultern auf dem Boden ab. Die Arme sind zwischen den Knien. (2)

3 Nun mit beiden Beinen gleichzeitig dynamisch nach hinten springen und in einer Liegestützposition mit kompletter Körperspannung landen. (3)

4 Senken Sie den Oberkörper langsam ab, bis Sie mit der Brust fast den Boden berühren. (4)

5 Drücken Sie sich anschließend mit maximaler Geschwindigkeit wieder nach oben, ohne die Arme ganz durchzustrecken, und ziehen Sie so schnell wie möglich die Beine an. Sie kommen wieder in die Hocke. (5)

6 Mit den Füßen abdrücken und in einer flüssigen Bewegung mit einem Strecksprung in die Luft springen. Dazu beide Arme gestreckt mit nach oben führen. (6) Kneifen Sie die Pobacken zusammen. So haben Sie deutlich mehr Halt und entwickeln beim Sprung mehr Explosivkraft.

7 Sofort nach der Landung zur nächsten Runde ansetzen.

8 Während des gesamten Bewegungsablaufs bleiben die Füße etwa schulterbreit auseinander. Der Kopf bleibt die ganze Zeit aufrecht. Beim Sprung gilt: Der Blick geht geradeaus.

9 **Wichtig:** Das Tempo ist während des Bewegungsablaufs so hoch wie möglich. Sie sollten die Übungssequenz in einer flüssigen Folge durchziehen, so schnell es in einer perfekten Form geht.

→ *8- bis 10-mal, 20 Sekunden Pause und eine zweite Runde.*

Wirkung

+ Der absolute All-in-one-Klassiker. Ihre Kraftausdauer wird trainiert und das gesamte Herz-Kreislauf-System auf Hochtouren gebracht.
+ Der fließende Bewegungsablauf bietet den perfekten Kardio- und Kraftmix.

Tipp

Steigen Sie als Newcomer langsam ein und tasten Sie sich erst einmal an diesen Full-Body-Move heran. Vielleicht springen Sie anfangs aus der Liegestützposition gleich zurück in die Hocke, ohne den Körper abzusenken.

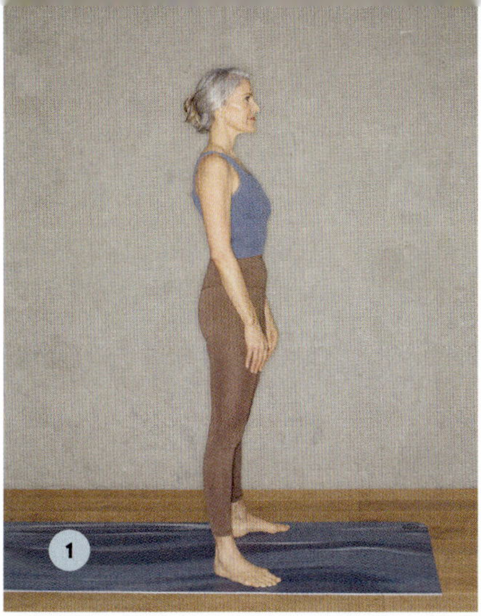
1

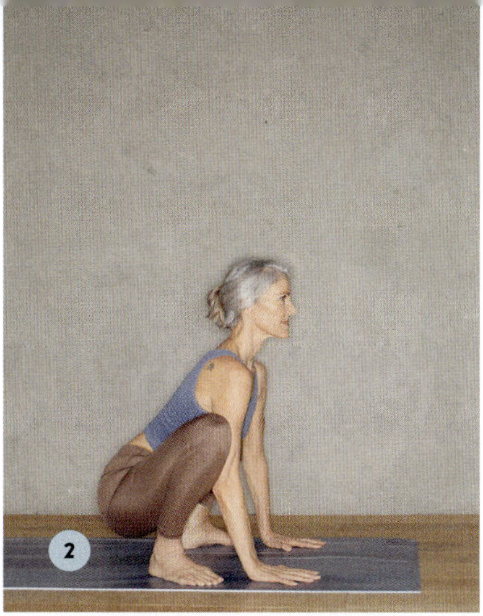
2

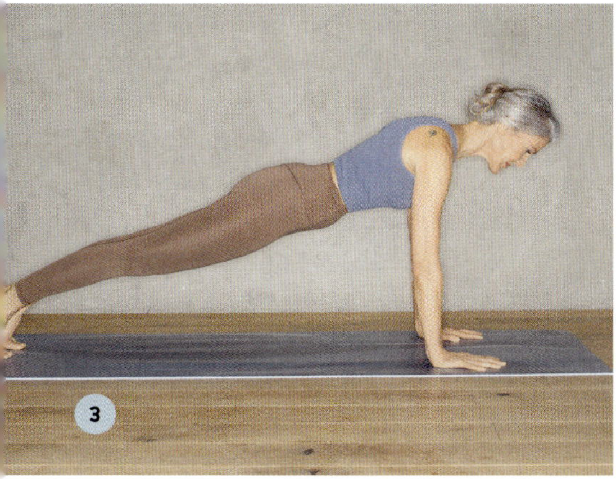
3

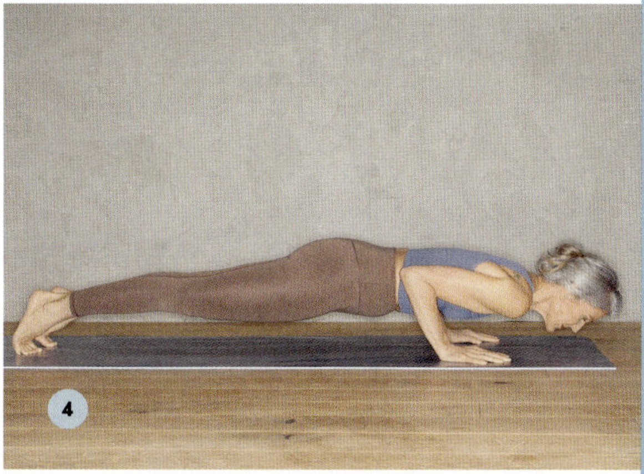
4

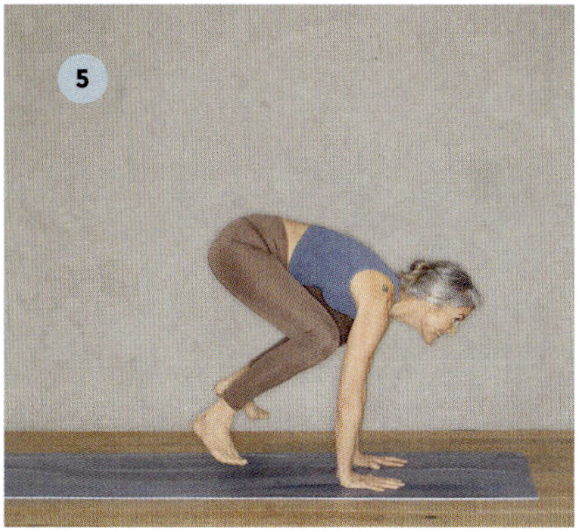
5

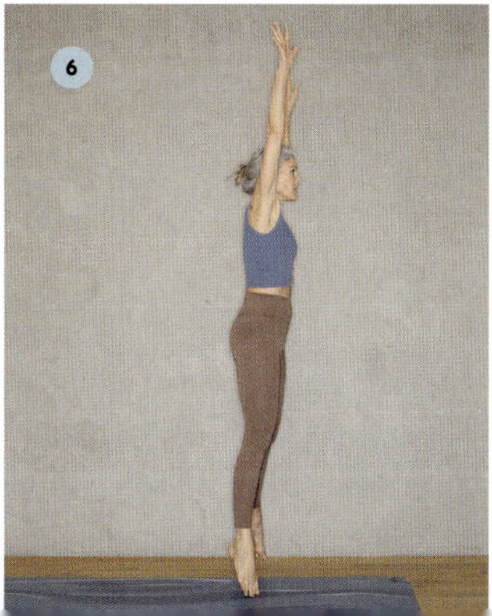
6

Schultern, Arme und Hände

Mit den folgenden Übungen sind Sie auf dem besten Weg zu einem beweglichen und kraftvollen Oberkörper. Für Ihre Schultern ist dies besonders wichtig, denn sie sind für die Bewältigung der Bewegungsabläufe im Sport wie im Alltag von zentraler Bedeutung.

KOPFKREISEN

1 Sie stehen aufrecht, die Füße hüftbreit geöffnet, das Gewicht ist auf beide Beine gleichmäßig verteilt. Ihr Kopf ist in Verlängerung der Wirbelsäule, die Schulterblätter aktiv nach hinten unten gezogen. Der Bauchnabel geht nach innen, das Brustbein ist angehoben.

2 Nun den Kopf langsam zur rechten Seite drehen und über die rechte Schulter blicken. Spüren Sie die Dehnung im linken Nackenbereich. (1)

3 Im Halbmond entlang der Brust langsam und ruhig zur linken Seite rotieren. Ihren Blick über die linke Schulter richten. Von dort über unten wieder zur rechten Seite kommen. (2)

→ *4- bis 6-mal, 10 bis 20 Sekunden Pause und eine zweite Runde.*

Wirkung

+ Diese Übung hilft Ihnen, die Mobilität des Hals- und Nackenbereiches zu erhalten oder zurückzugewinnen.
+ Kann Verspannungen und Schmerzen lösen, die entstehen, wenn eine Grundbewegung wie die Kopfdrehung nicht ausgeführt werden kann. Dies wird dann von anderen Körperregionen kompensiert.

Tipp

Wechseln Sie die Positionen langsam und behutsam und achten Sie auf eine aufrechte Körperhaltung.
Konzentrieren Sie sich besonders auf die Streckposition, da die Halswirbelsäule im Alltag eher in einer Beugehaltung ist.

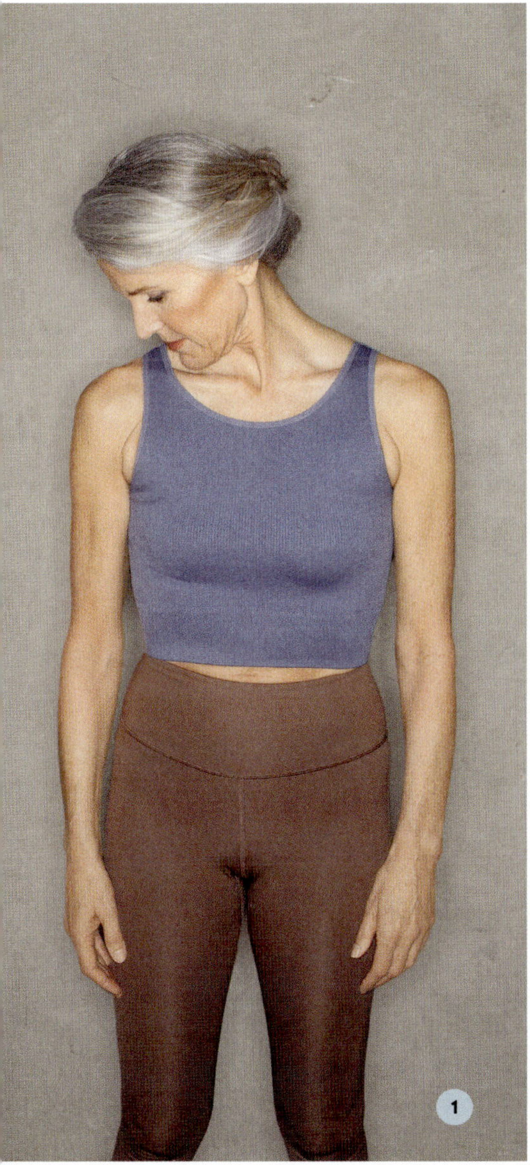
1

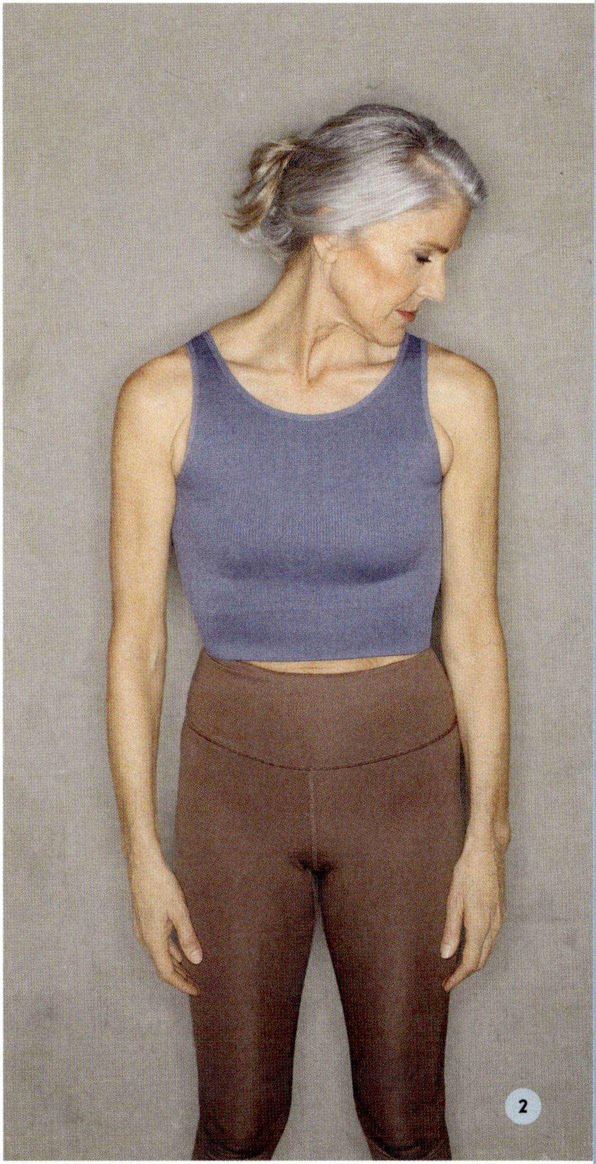
2

KOPFKREISEN IN ACHTERFORM

1. In einem aufrechten Stand aktivieren Sie Ihre Bauchmuskulatur, indem Sie den Nabel etwas nach innen ziehen. Fühlen Sie sich über Ihre Fußsohlen wie ein Baum im Boden verwurzelt. Halten Sie Ihren Kopf lang und aufrecht.
2. Schieben Sie ihn nun leicht nach vorn und bewegen Sie ihn etwas rotiert nach rechts.
3. Nun schieben Sie auch Ihr Kinn auf die rechte Seite. (1)
4. Jetzt heben Sie den Kopf auf dieser Seite an.
5. Neigen Sie ihn dann über oben nach links. Der Kopf sinkt auf der linken Seite nach unten.
6. Dann drehen Sie den Kopf ganz bewusst nach links, sodass Ihr Kinn zur linken Schulter zeigt. (2)
7. Heben Sie den Kopf auf dieser Seite erneut an. Führen Sie ihn über oben zur rechten Seite weiter.
8. Achten Sie bitte auf eine langsame Übungsausführung. Ihr Kopf zeichnet eine schleifenförmige Bewegung. Konzentrieren Sie sich bewusst auf die Bewegung in Ihrer Halswirbelsäule.

→ *4- bis 6-mal, 10 bis 20 Sekunden Pause und eine zweite Runde.*

Wirkung

+ Der fein abgestimmte Bewegungsablauf dehnt die gesamte Halsmuskulatur, indem alle Bewegungsrichtungen beansprucht werden.
+ Die Übung hält den Bewegungsradius der oberen Wirbelsäule aufrecht. Auch für Sportlerinnen und Sportler aus den Bereichen Golf oder Tennis ist sie gut geeignet.
+ Verspannungen im Schulter-, Hals- und Nackenbereich können sich lockern, ebenso Bewegungseinschränkungen oder »Blockaden« der Halswirbelsäule. Schulter- und Nackenschmerzen mit Ausstrahlung in den Arm können sich lindern.

Tipp

Gehen Sie in einer langsamen kontrollierten und flüssigen Bewegung durch die einzelnen Positionen. Sie können sich vorstellen, dass Ihr Kinn eine große vor Ihnen liegende Acht zeichnet.

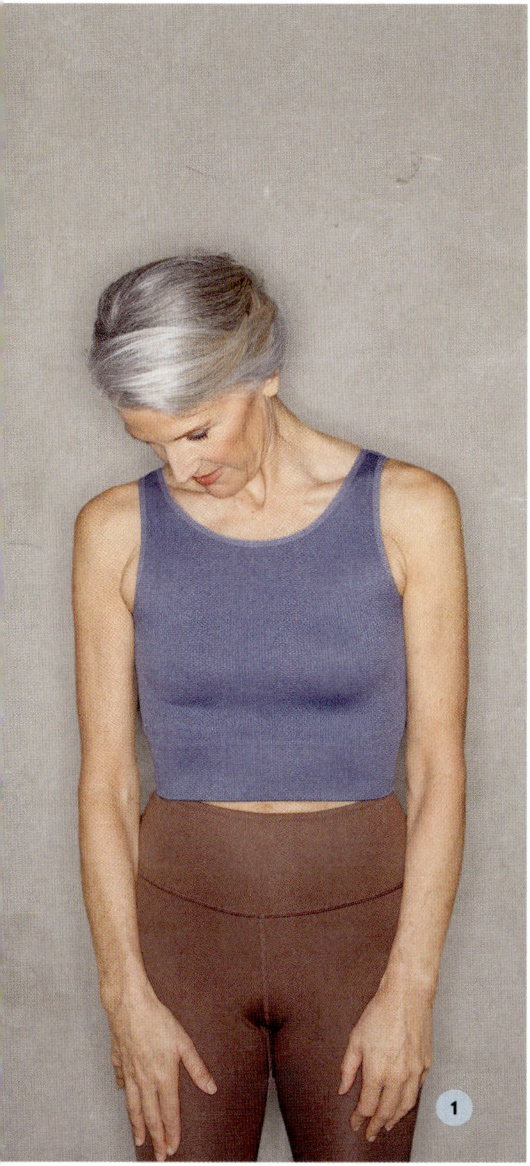
1

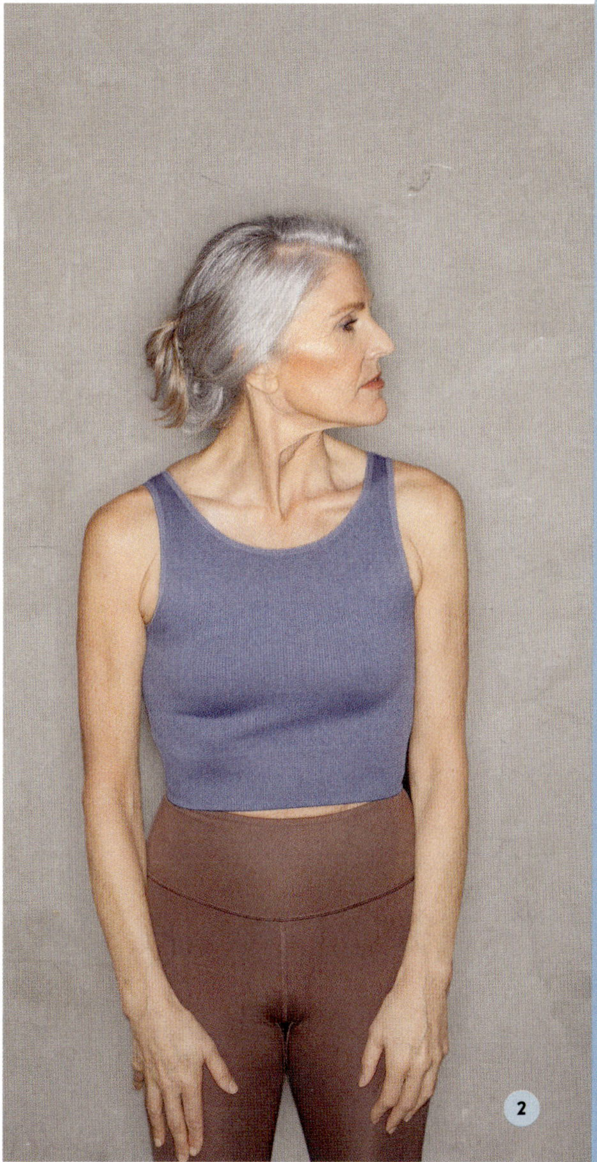
2

AUSSEN- UND INNENROTATION DER SCHULTERN

1 Nehmen Sie einen aufrechten, hüftbreiten Stand ein. Die Wirbelsäule ganz lang machen, das Brustbein nach vorn oben und die Arme zur Seite bis auf Schulterhöhe anheben.
2 Lassen Sie nun die Oberarme mit geöffneten Handflächen gegenläufig rotieren: Drehen Sie den Kopf zur rechten Seite. Die rechte Schulter bewusst aufdrehen. Die linke Schulter eindrehen. Die linke Handfläche zeigt nach unten oder hinten. (1)
3 Die Position kurz halten und der Spannung nachspüren. Dann die Oberarme erneut gegenläufig rotieren lassen und in die Ausgangsposition zurückdrehen.
4 Anschließend den Kopf nach links drehen. Die linke Schulter aufdrehen und die rechte Schulter eindrehen, sodass Sie immer die geöffnete Handfläche im Blick haben. Wieder kurz die Spannung halten, dann zurückdrehen.

→ *10- bis 12-mal zu jeder Seite, 10 bis 20 Sekunden Pause und eine zweite Runde.*

Wirkung

+ Mit dieser Übung erhöhen Sie Ihren Bewegungsradius im Schultergelenk.
+ Sie beugt Schmerzen aufgrund von einseitigen Belastungen vor.
+ Wenn Sie verspannte Schultern oder einen steifen Nacken haben, dann hilft Ihnen diese Übung dabei, diese Beschwerden aufzulösen.

Tipp

Halten Sie die Schulterblätter von Beginn an durchgehend aktiv unten. Verharren Sie in der jeweiligen Endposition ein paar Sekunden, bevor Sie in einer fließenden Bewegung fortfahren. Der Kopf bleibt in der Verlängerung der Wirbelsäule, der Rumpf aufrecht.

1

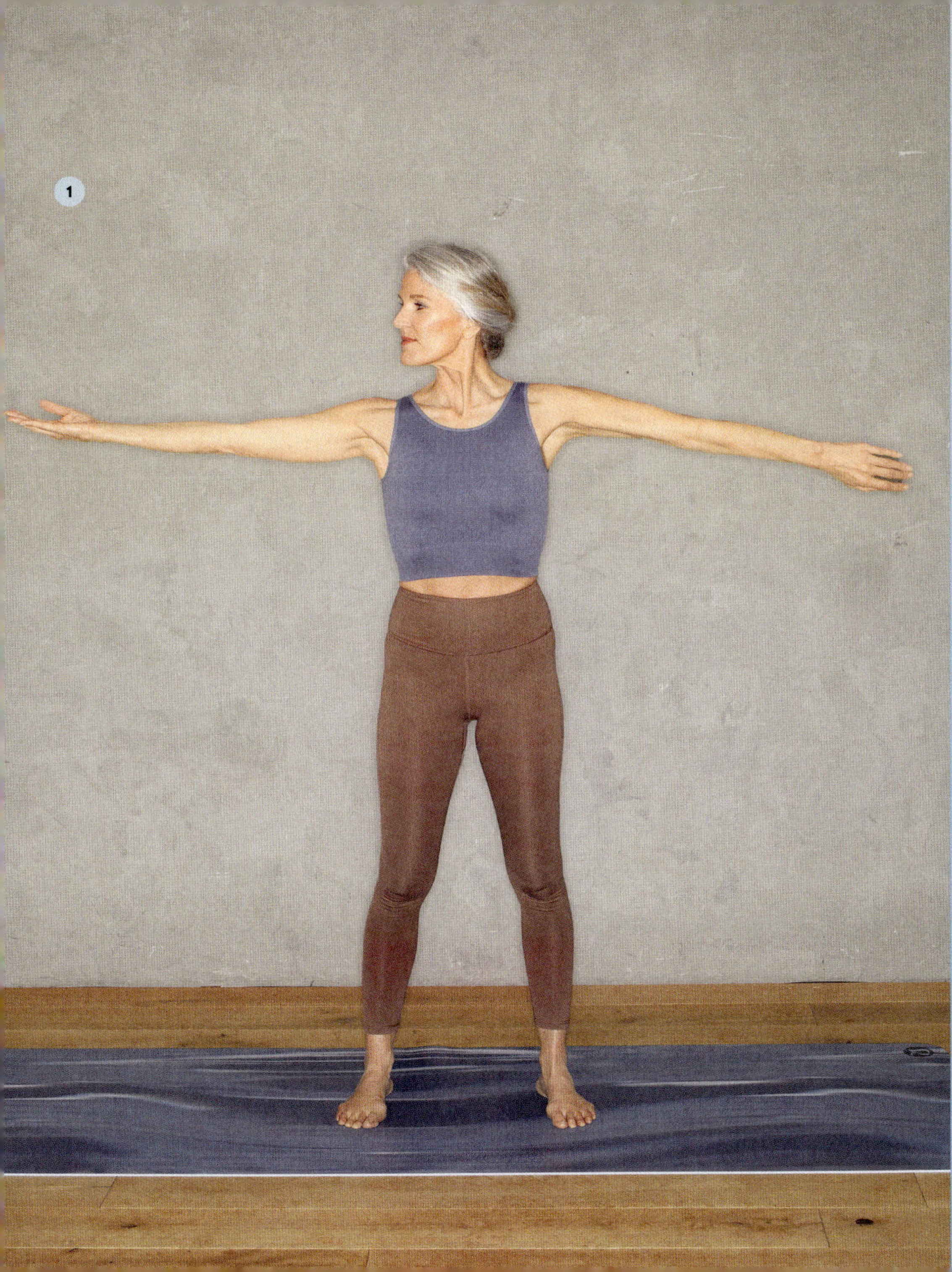

ARMROLLEN MIT MOBILISATION DER HALSWIRBELSÄULE

1 Stellen Sie sich schulterbreit und aufrecht hin. Die Arme sind seitlich auf Schulterhöhe ausgestreckt. Fixieren Sie die Schulterblätter an der Wirbelsäule, indem Sie die Schultern bewusst nach hinten unten ziehen. Halten Sie diese Spannung während der Übung.

2 Drehen Sie nun die Handflächen so weit wie möglich nach oben oder hinten auf. Dabei bewegen Sie Ihren Kopf langsam in Richtung Nacken und strecken sich nach hinten, sodass Sie eine Dehnspannung im Brustbereich spüren. (1)

3 Rollen Sie sich kontrolliert wieder nach vorn. Dabei rotieren Sie die Schultern nach vorn, bis die Handflächen nach oben zeigen. Bewegen Sie Ihren Kopf gleichzeitig wie bei einem Ja langsam in Richtung Brust. Ihr Kinn sollte auf dem Brustkorb aufliegen. (2)

4 Ein paar Sekunden die Position halten, bevor Sie in einer fließenden Bewegung fortfahren.

→ *10- bis 12-mal, 10 bis 20 Sekunden Pause und eine zweite Runde.*

Wirkung

+ Diese Bewegung wirkt auf alle Schultermuskeln und eignet sich sehr gut zur Verbesserung der Beweglichkeit in diesem Bereich.
+ Ihre Halswirbelsäule wird ebenfalls gut mobilisiert.

Tipp

Der Ablauf ist sehr harmonisch: Wenn Sie die Handflächen nach hinten drehen, legen Sie den Kopf behutsam in den Nacken. Rotieren Sie mit den Armen nach vorn, wandert das Kinn zur Brust. Sie runden die Halswirbelsäule.
Wechseln Sie beide Positionen langsam ab und erleben Sie jeden Moment der Bewegung. Die Arme bleiben während der Übung waagerecht und rotieren lediglich.

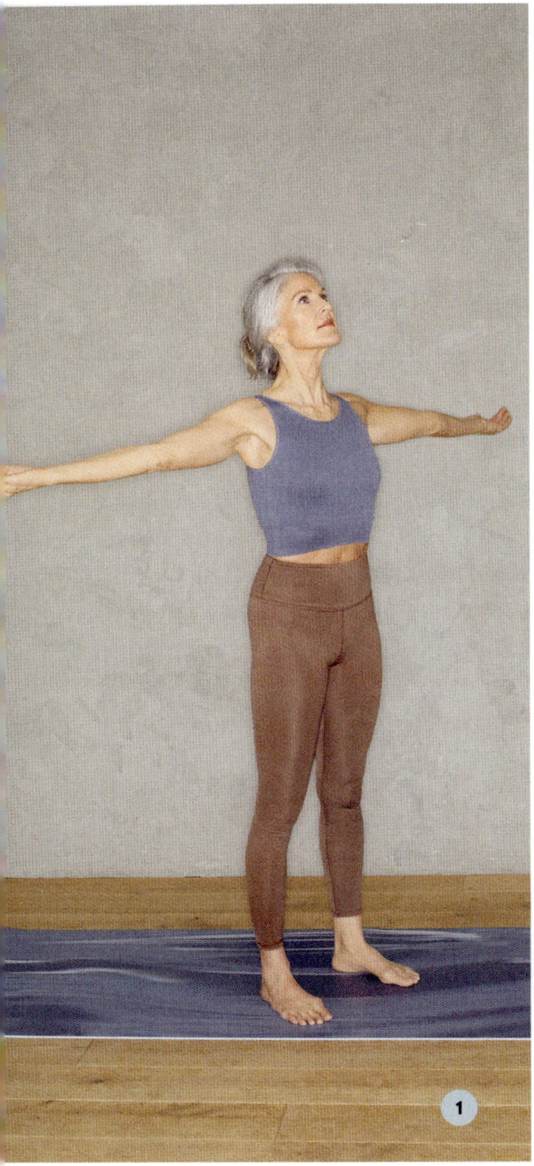
1

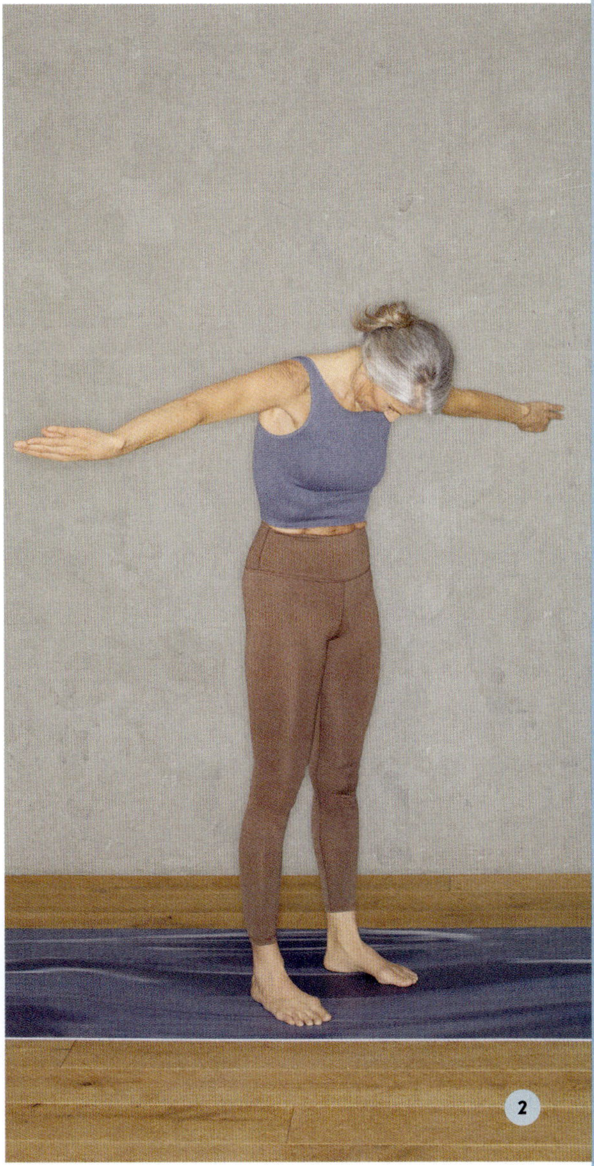
2

WALL-SLIDES

1 Stellen Sie sich mit dem Rücken direkt vor eine Wand, sodass Gesäß und Arme sie berühren. Dabei die Wirbelsäule möglichst aufgerichtet halten.

2 Die Arme seitlich bis auf Schulterhöhe heben und im 90-Grad-Winkel beugen. Die Fingerspitzen zeigen nach oben. (1)

3 Strecken Sie nun die Arme nach oben. Achten Sie dabei darauf, dass Gesäß und Rücken ebenso wie die Arme weiter Wandkontakt haben.

4 Führen Sie die Hände so weit es geht zusammen, ohne den Kontakt zur Wand zu verlieren. Achten Sie darauf, dass der Kopf die gesamte Zeit die Wand berührt. (2)

5 Anschließend langsam zurück in die Ausgangsposition.

→ *10- bis 12-mal, 10 bis 20 Sekunden Pause und eine zweite Runde.*

Wirkung

+ Diese Übung sorgt für mehr Beweglichkeit in den Schultergelenken, lindert Beschwerden und kann Verletzungen in der Schulterregion vorbeugen.
+ Sie hilft bei einem nach vorn gestreckten Nacken – umgangssprachlich als »Geierhals« bezeichnet. Meist tritt dies in Kombination mit einer gebeugten Brustwirbelsäule auf (Rundrücken).

Tipp

Gehen Sie bei der Bewegung nur so weit, wie Sie den Kontakt von Armen und Händen zur Wand halten können. Wenn sich die Arme oder Hände lösen, kehren Sie die Bewegung an diesem Punkt um.
Wie immer gilt: Die korrekte Ausführung ist wichtiger als die Anzahl der Wiederholungen. Wenn es Ihnen anfangs schwerfällt, 10 bis 12 Wiederholungen zu schaffen, dann machen Sie einfach weniger. Aber achten Sie auf einen exakten Bewegungsablauf. Das geht sehr viel leichter, wenn Sie langsam vorgehen.
Eine Variante unterstützt Sie in Ihrer Achtsamkeit: Üben Sie einmal in Rückenlage. Die Unterarme und Handrücken bleiben dabei stets auf dem Boden. Der Bewegungsablauf bleibt der gleiche.

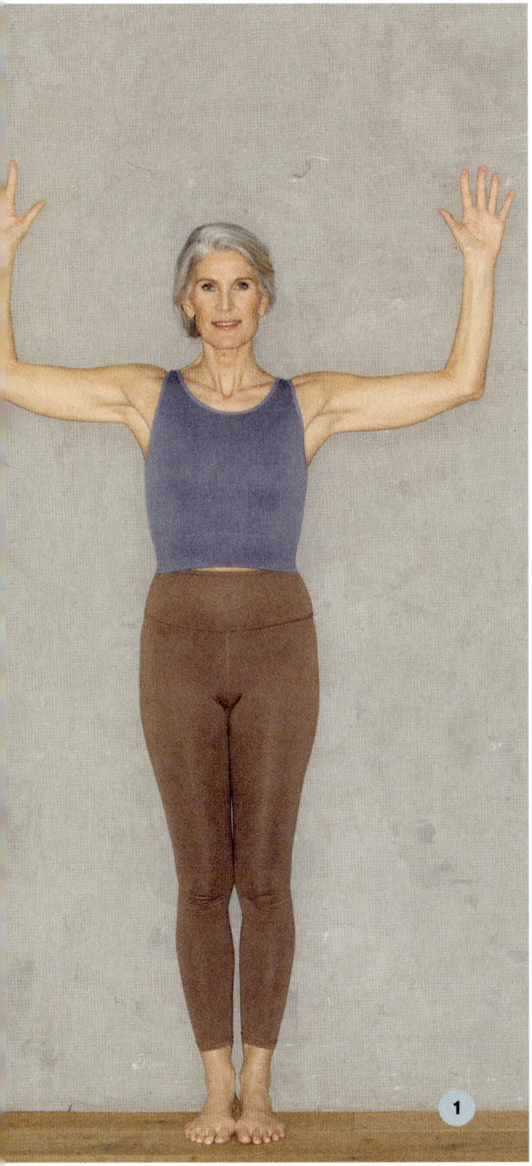
1

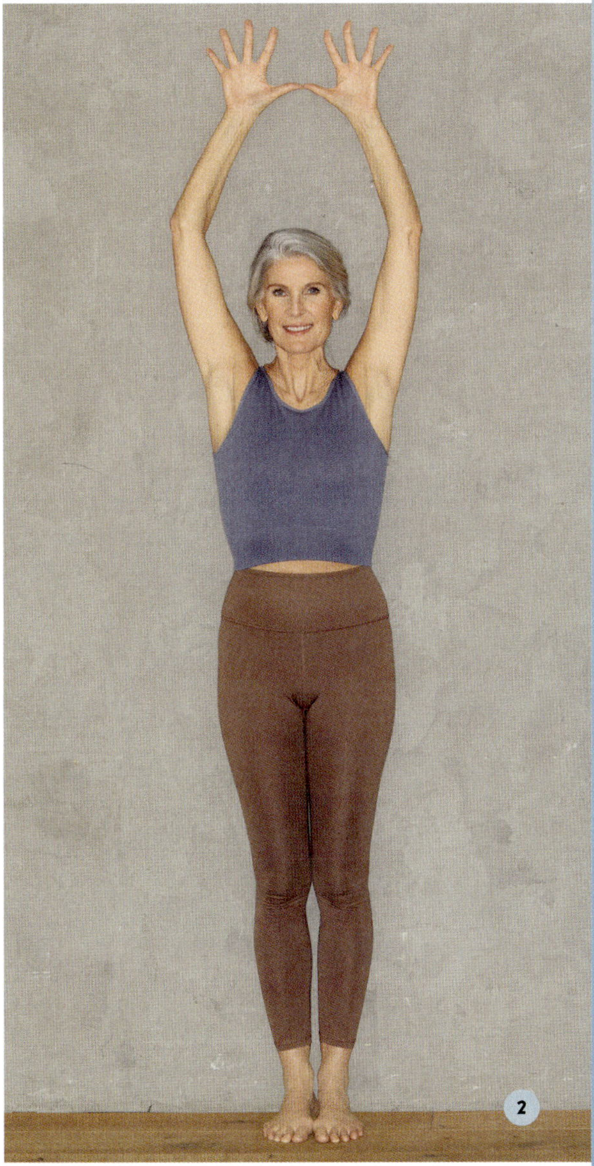
2

SCHULTERBLATT-LIEGESTÜTZ

1 Nehmen Sie einen Vierfüßlerstand ein: Knie unter den Hüften und Hände unter den Schultern. Drücken Sie Ihre Fingerkuppen in die Matte und erzeugen Sie dadurch eine Bogenspannung in Ihren Handflächen. Kopf in der Verlängerung der Wirbelsäule.

2 Schieben Sie Ihre Arme kraftvoll in den Boden, als würden Sie die Erde wegdrücken, sodass sich Ihr Brustbein vom Boden entfernt. Schieben Sie gleichzeitig Ihre Brustwirbelsäule zur Decke. Dabei gleiten die Schulterblätter nach außen und der Abstand zwischen ihnen wird weiter. (1)

3 Lassen Sie Ihren Oberkörper nun tief nach unten in die Schultergelenke sinken. Ziehen Sie dabei Ihre Schulterblätter zusammen, sodass sich Ihr Brustbein wieder dem Boden nähert. (2)

4 Führen Sie die Übung in ihrer größtmöglichen Bewegungsamplitude aus.

→ *12- bis 15-mal, 10 bis 20 Sekunden Pause und eine zweite Runde.*

Wirkung

+ Eine hervorragende Übung, um die Beweglichkeit und Ansteuerung im Schultergürtel zu verbessern.

Tipp

Deutlich schwieriger wird die Übung, wenn Sie in der Liegestützposition beginnen. Statt dass die Knie auf dem Boden aufliegen, sind Ihre Beine nach hinten gestreckt. Ihr Körper bildet von den Schultern bis zu den Fersen eine Linie. (3)

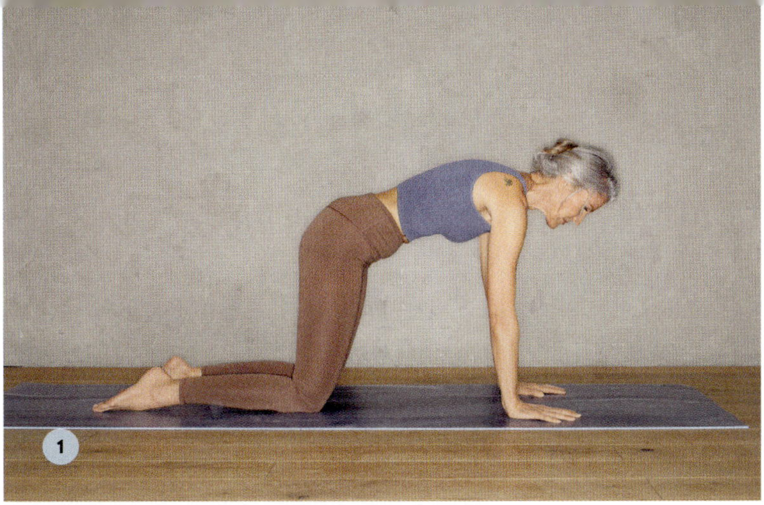
1

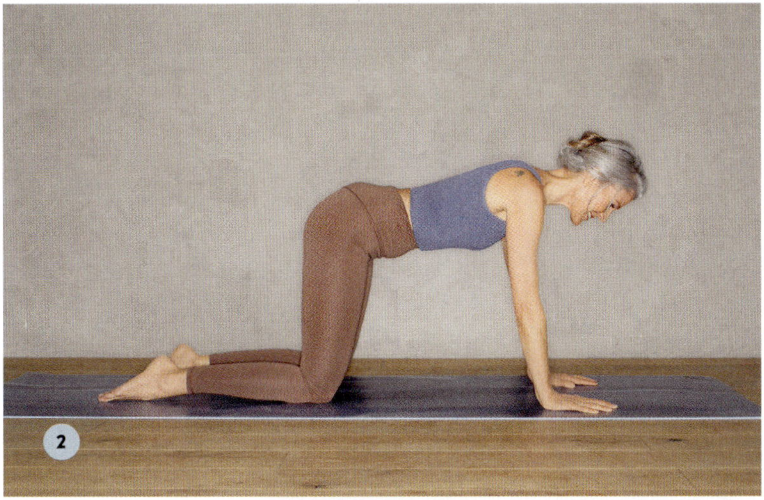
2

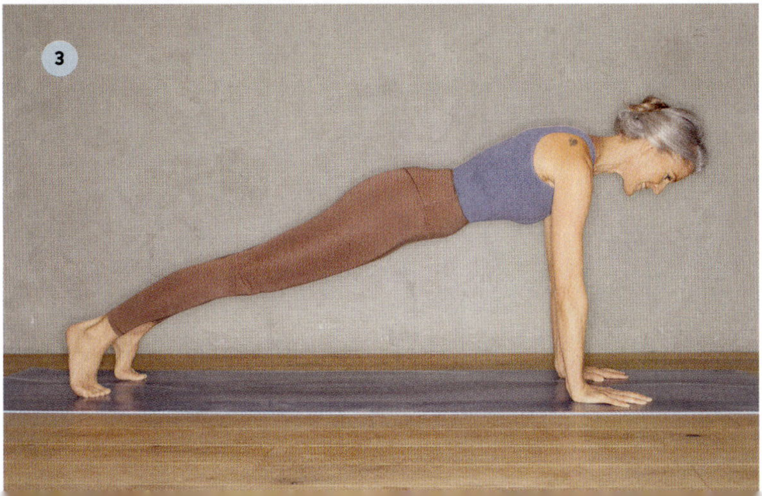
3

YWT-ARMHEBEN

1 Legen Sie sich auf den Bauch. Ziehen Sie die Fußspitzen leicht heran und spannen Sie aktiv die Gesäßmuskulatur an. Arme und Beine sind ausgestreckt. Heben Sie nun Arme, Kopf und Oberkörper einige Zentimeter vom Boden ab. Der Kopf bleibt stets in der Verlängerung der Wirbelsäule. Der Blick ist zum Boden gerichtet.

2 Stecken Sie jetzt die Arme so aus, dass Sie mit dem Körper eine Y-Position bilden. (1)

3 Führen Sie aus dieser Position die Ellbogen nach hinten, sodass die Arme ein W bilden. Die Schulterblätter dabei zusammendrücken. Stellen Sie sich vor, wie Sie zwischen den Schulterblättern etwas einklemmen möchten. (2)

4 Die Arme jetzt seitlich vom Körper zur T-Position strecken. Hier arbeiten der untere Rücken, die Gesäßmuskulatur und die Muskulatur der Schulterblätter daran, Ihren Körper auf Spannung zu halten. (3)

5 Wieder langsam in die Y-Position strecken.

→ *12- bis 15-mal, 10 bis 20 Sekunden Pause und eine zweite Runde.*

Wirkung

+ Mit dieser Übung stärken Sie Ihre Interskapularmuskulatur – die Muskulatur zwischen Ihren Schulterblättern. Sie hilft Ihnen, Ihre Schultern zurückzuziehen, um eine aufrechte Haltung einzunehmen.
+ Jede Armposition stärkt unterschiedliche Muskeln. Das Y den unteren Trapezmuskel, der sich über den oberen Rücken und den Nacken erstreckt. Er spielt eine entscheidende Rolle bei der Bewegung und Stabilisierung des Schultergürtels. Außerdem den großen Rückenmuskel.
+ Mit dem W wird der Infraspinatus, der für die Außenrotation des Oberarms verantwortlich ist, ebenso trainiert wie der Teres minor, der als Teil der sogenannten Rotatorenmanschette unter anderem der Stabilisierung des Schultergelenks dient.
+ Das T kräftigt den mittleren Trapezmuskel sowie die Rautenmuskeln im oberen Rückenbereich.

Tipp

Zum Einstieg können Sie die Stirn und die Arme zwischen den Wiederholungen kurz ablegen. Als Steigerung halten Sie die Füße einige Zentimeter über dem Boden.

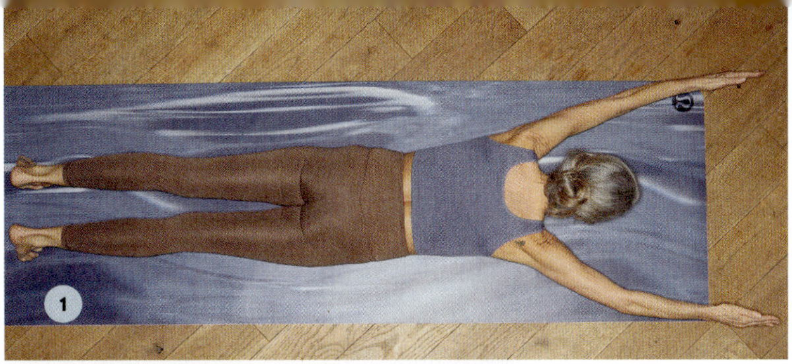
1

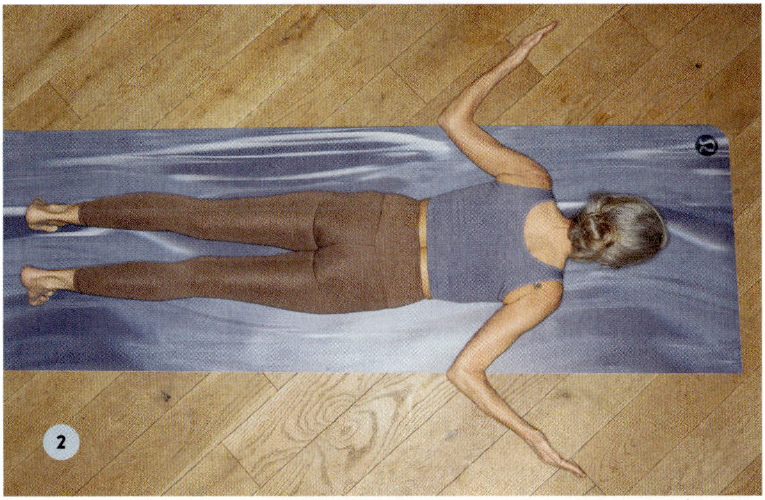
2

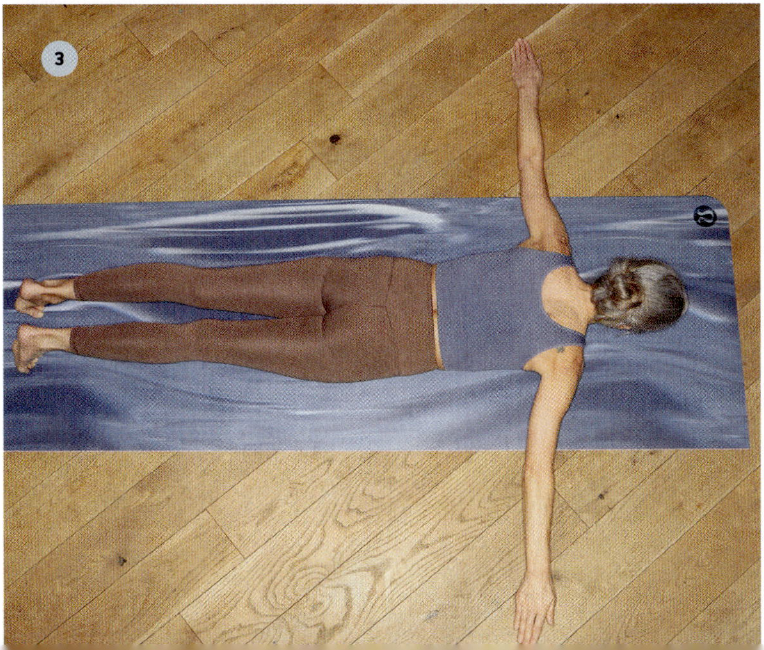
3

SCHWIMMER

1 Legen Sie sich bäuchlings auf den Boden. Arme und Beine ausstrecken, die Zehen sind aufgestellt. Die Beine sind hüftweit geöffnet. Ziehen Sie die Fußspitzen leicht heran und spannen Sie aktiv die Gesäßmuskeln an. Die Arme einige Zentimeter über den Kopf nach vorn gestreckt halten. Dazu den Kopf und die Schulterpartie anheben. Der Kopf ist in der Verlängerung der Wirbelsäule. (1)

2 Die Hände nun in einem großen Bogen über dem Gesäß zusammenführen. Drehen Sie die Handrücken dabei nach unten zum Gesäß. Ihre Arme bleiben in der Bewegung fast gestreckt. Der Blick geht zum Boden. Kurz halten. (2)

3 Dann die Arme auf dem gleichen Weg zurück in die Ausgangsposition führen. Die Handrücken nach oben drehen.

→ *12- bis 15-mal, 10 bis 20 Sekunden Pause und eine zweite Runde.*

Wirkung

+ Der Schwimmer öffnet den Brustkorb, verbessert die Beweglichkeit in den Schultergelenken und sorgt gleichzeitig für einen gekräftigten Rücken.

Tipp

Wenn Sie einen sehr guten Trainingszustand (erreicht) haben, können Sie folgende Variante üben, um die Intensität zu steigern: Heben Sie die Füße einige Zentimeter an und halten Sie sie ein Stückchen über dem Boden, während Sie die Armbewegung ausführen. Ziehen Sie die Zehen in Richtung Schienbein.

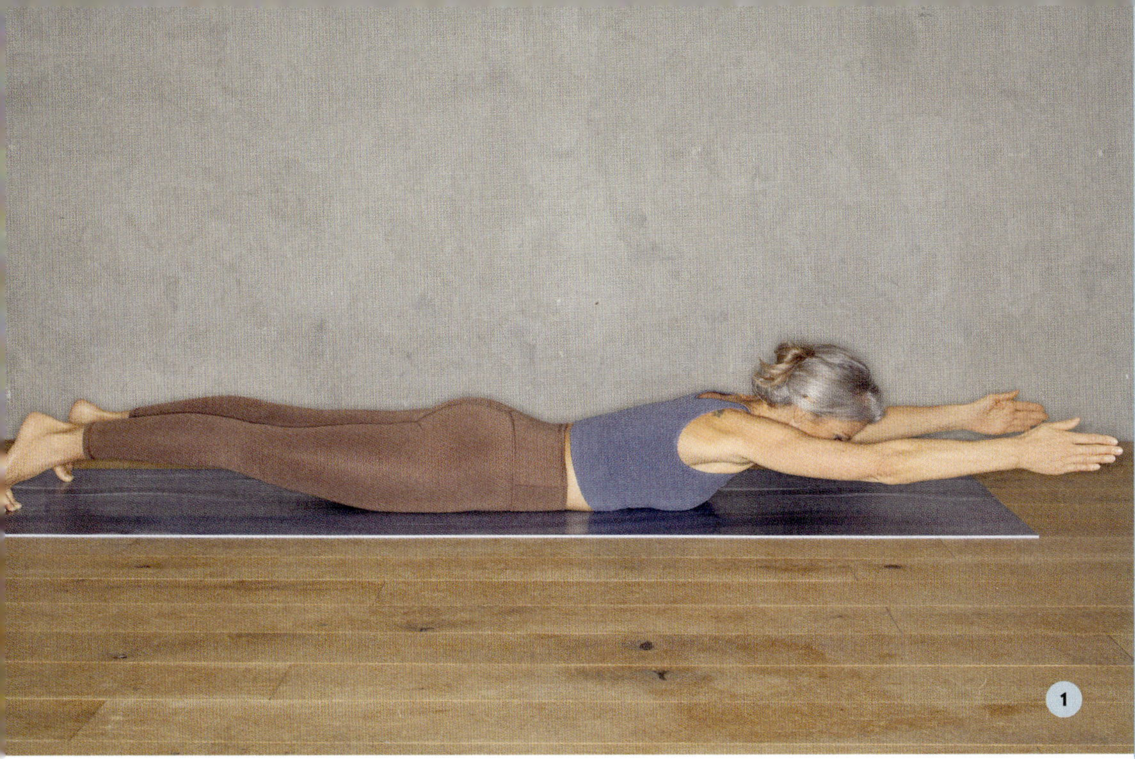
1

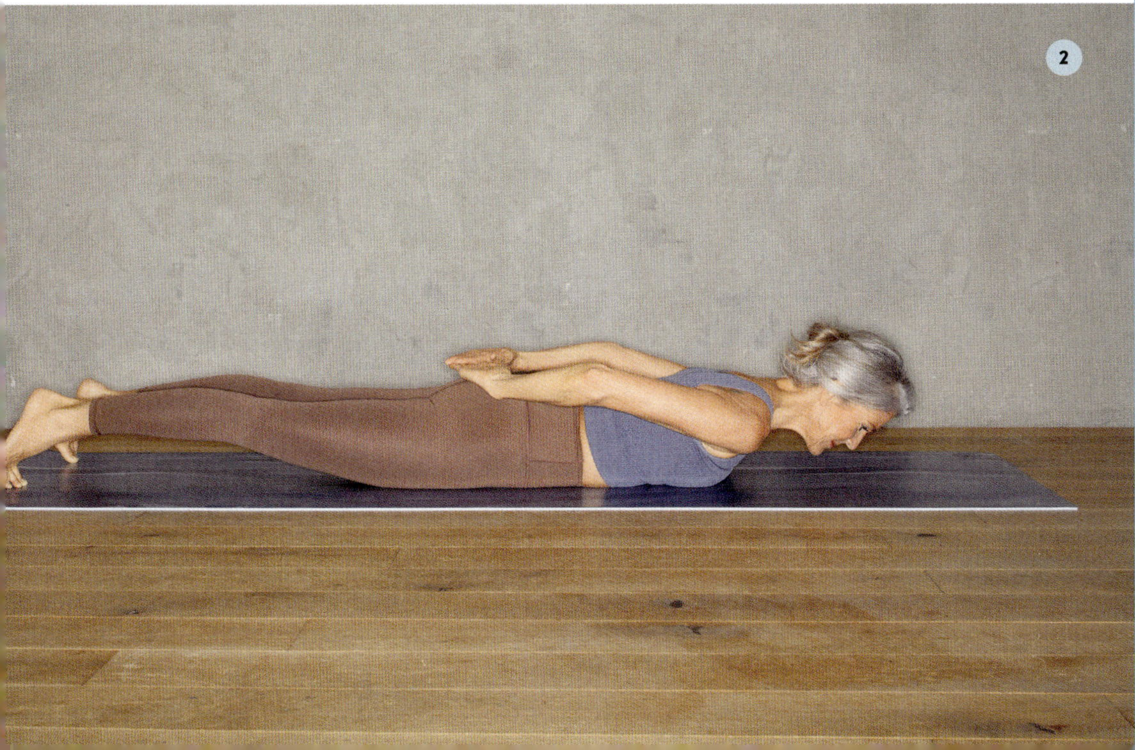
2

HANDGELENKE UND UNTERARME DEHNEN

1 Sie beginnen im Vierfüßlerstand. Die Hände sind mit den Handrücken direkt unter den Schultern aufgestellt. Die Finger zeigen zu den Knien. Die Ellbogen sind gestreckt.
2 Bewegen Sie sich langsam nach hinten, indem Sie versuchen, sich auf die Fersen abzusetzen, bis Sie einen Druck in Fingern und Handflächen spüren. Die Unterarmvorderseite wird gedehnt. (1)
3 Die Innenseite der Ellbogen zeigt nach vorn, während Sie den Oberkörper langsam von hinten nach vorn und zurück bewegen. Die Handflächen dürfen sich ganz leicht abheben.
4 Um die Dehnung zu beenden, bringen Sie Ihr Gewicht wieder nach vorn und entspannen im Vierfüßlerstand.

→ *8- bis 10-mal, 10 bis 20 Sekunden Pause und eine zweite Runde.*

Wirkung

+ Mit den Händen und Handgelenken führen wir jeden Tag unzählige Bewegungen aus. Diese Übung hilft, schmerzhafte Verspannungen zu vermeiden oder zu lösen.
+ Sie hilft bei Schmerzen an der Ellbogenaußenseite (»Tennisellbogen«) sowie nach einseitiger Belastung wie etwa Arbeiten am PC mit Maus und Tastatur.
+ Sie werden erstaunt sein, wie stark die Dehnung bei dieser einfachen Bewegung zu spüren ist. Sie brauchen nur wenig Druck, um die gewünschten Effekte zu erzielen.

Tipp

Verändern Sie diese Übung, um auch die Handgelenksstrecker zu dehnen. Die Ausführung ist identisch, nur dass jetzt die Handgelenke gebeugt, mit den Handrücken nach unten unter den Schultern aufgesetzt sind. (2)
In beiden Varianten können Sie mit dem Oberkörper kleine kreisende Bewegungen ausführen. Konzentrieren Sie sich dabei auf die Stellen, bei denen der größte Widerstand zu spüren ist. Üben Sie stets behutsam und sanft.

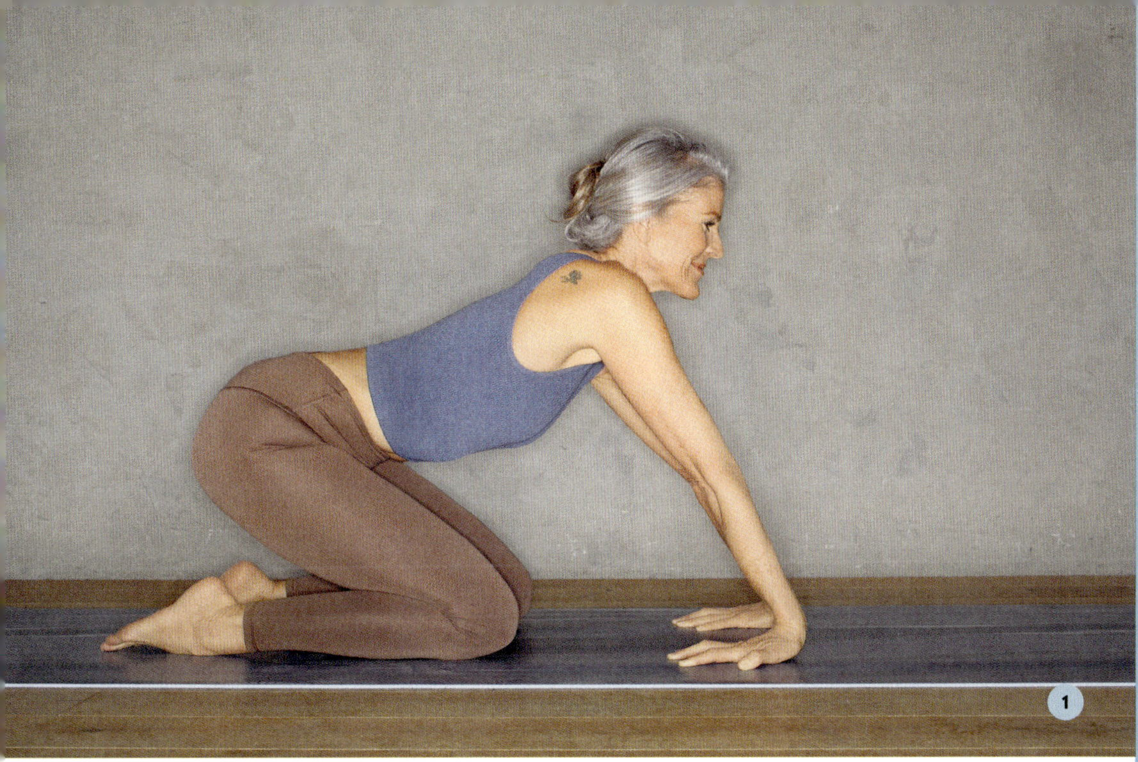
1

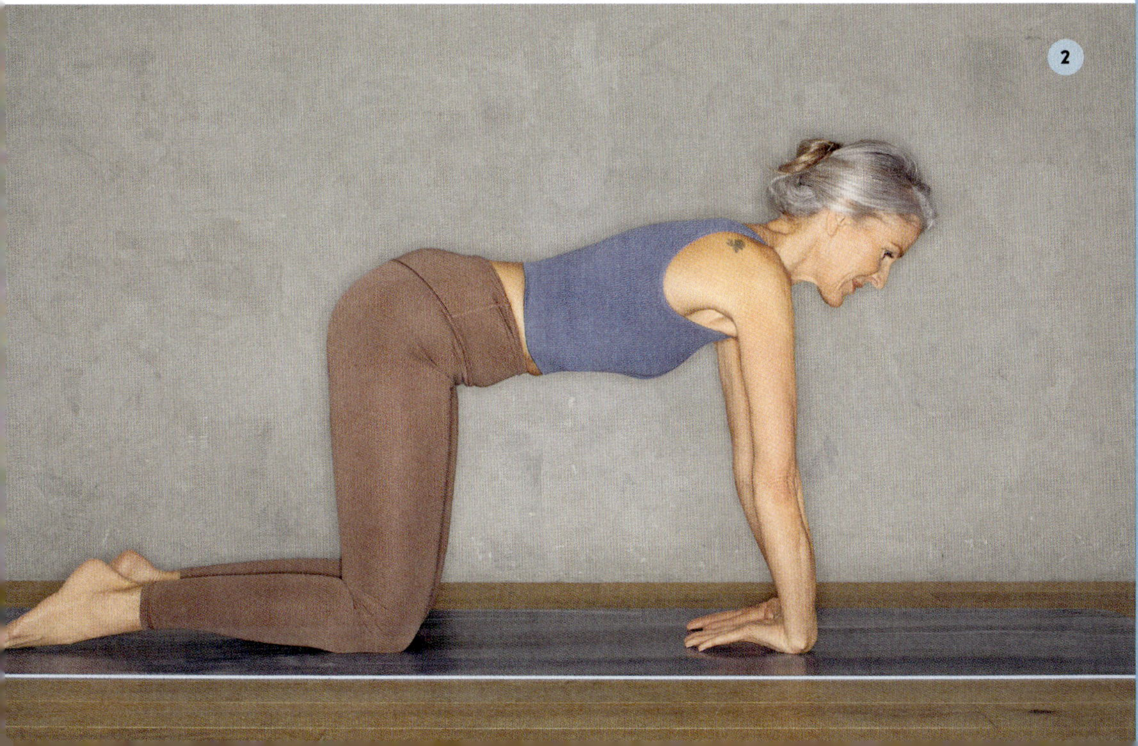
2

HANDGELENK-ROTATION

1 Stellen Sie sich hüftbreit oder setzen Sie sich aufrecht hin. Heben Sie die Arme gestreckt vor den Körper und ballen Sie die Hände zu Fäusten.

2 Kreisen Sie nun die Hände in einem größtmöglichen Radius gegenläufig. (1)

3 Sie werden dabei vielleicht merken, dass die Hände unterschiedlich beweglich sind.

→ *8- bis 10-mal in jede Richtung, 10 bis 20 Sekunden Pause und eine zweite Runde.*

Wirkung

+ Die Handgelenke sind bei vielen Bewegungen das schwächste Glied in der Kette. Durch dieses Kreisen werden hier alle Gelenke der Hand beansprucht und trainiert.
+ Die Übung ist gut bei Schmerzen und Verspannungen im Verlauf des Arms sowie bei Bewegungseinschränkungen im Hand- und Ellbogengelenk.
+ Eine ideale Vorbereitung für alltägliche und für sportliche Belastungen wie Tennis oder Golf.

Tipp

Die Bewegung sollte aus dem Handgelenk und nicht aus dem Ellbogen heraus erfolgen. Der Fokus liegt bei dieser Übung darauf, die Handbewegungen von denen der Unterarme zu isolieren. Stellen Sie sich vor, Sie würden eine Uhr am Handgelenk tragen: Sie sollte immer nach oben zeigen und nicht zu sehr hin und her wackeln. Wenn Sie spüren, dass Sie statt des Handgelenks den Unterarm bewegen möchten, konzentrieren Sie sich besonders auf diesen Drehpunkt, der bewegt werden soll, um die Mobilität hier wiederherzustellen.

1

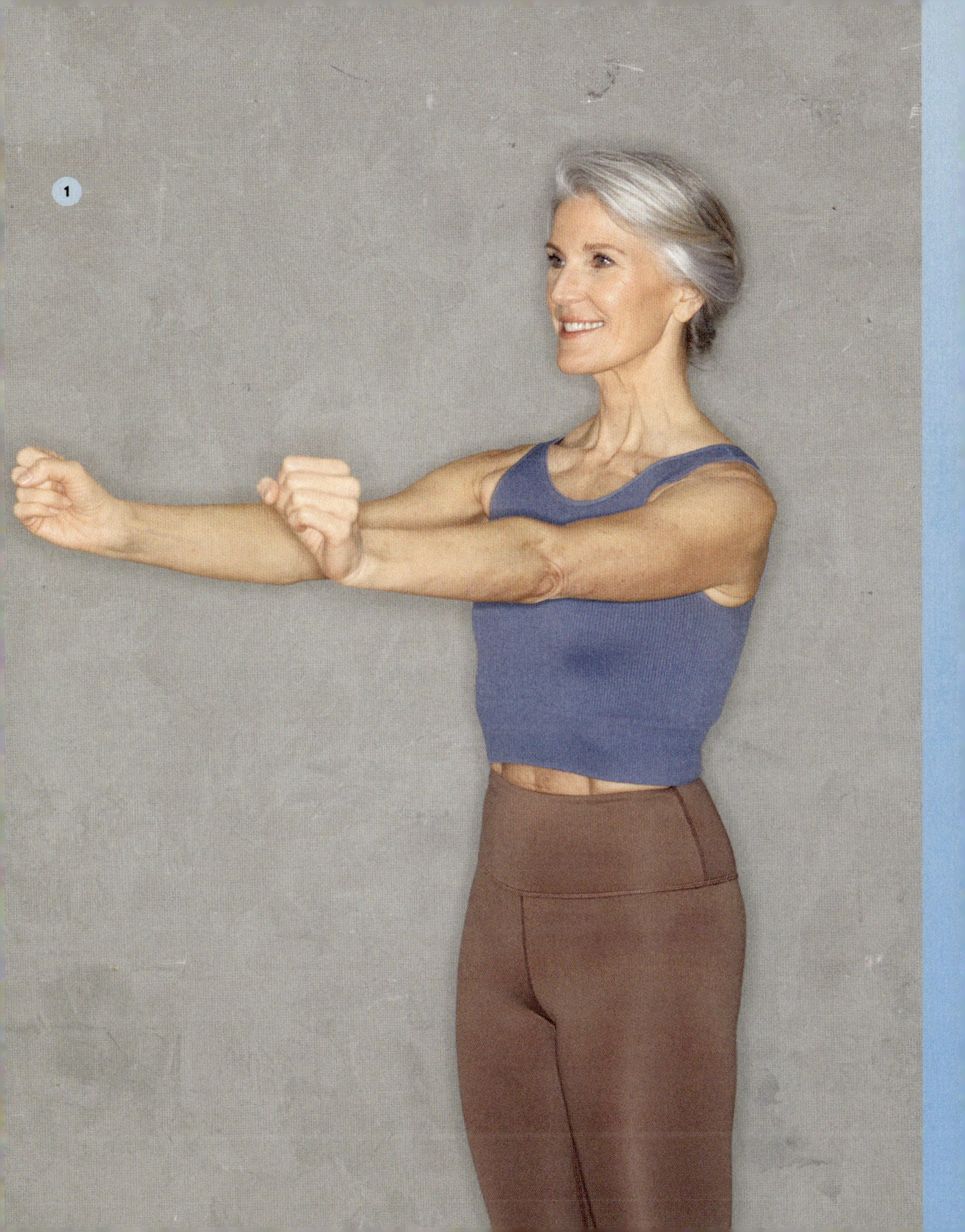

Brust und Rücken, Bauch und Taille

Hier finden Sie die effektivsten Übungen für eine gesunde Rumpfmuskulatur, die Ihrem Körper bei allen Bewegungen eine flexible und zugleich stabile Haltung ermöglicht. Das ist der beste Garant für einen unbeschwerten Alltag und noch mehr Spaß im Sport.

OBERKÖRPERHEBEN IN BAUCHLAGE

1. Legen Sie sich auf den Bauch. Die Stirn auf den Boden. Ziehen Sie das Kinn etwas heran und strecken Sie den Nacken. Ihre Hände platzieren Sie seitlich der Schläfen, Handflächen nach unten, Unterarme parallel. Die Füße etwas mehr als hüftbreit geöffnet.
2. Mit dem Einatmen schieben Sie den Brustkorb zunächst ein wenig nach vorn. Dann den Oberkörper aufrichten.
3. Drücken Sie sich vom Boden ab, indem Sie die Ellbogen so weit strecken, wie es für Sie angenehm ist. Ziehen Sie die Schulterblätter hinten zusammen. Brustbein weiter aufrichten. Ihr Becken bleibt in Kontakt mit dem Boden. (1)
4. Durch das Anspannen der Gesäßmuskulatur können Sie die Lendenwirbelsäule beim Krümmen des unteren Rückens entlasten.
5. Mit einer Ausatmung wieder ablegen.

→ *5 bis 6 Wiederholungen, 10 bis 20 Sekunden Pause und eine zweite Runde.*

Wirkung

+ Diese Übung ist ein idealer Ausgleich nach Schreibtischarbeit oder nach langen Autofahrten.
+ Indem Sie beim Üben auch Ihre Bauchmuskulatur aktivieren, können Sie Ihre Atmung verbessern.

Tipp

Eine Variante: Wandern Sie in der aufgerichteten Position mit beiden Händen zu einer Seite. (2) Sinken Sie möglichst nicht ein. Einen Atemzug lang die Position halten und dann zur anderen Seite wandern.

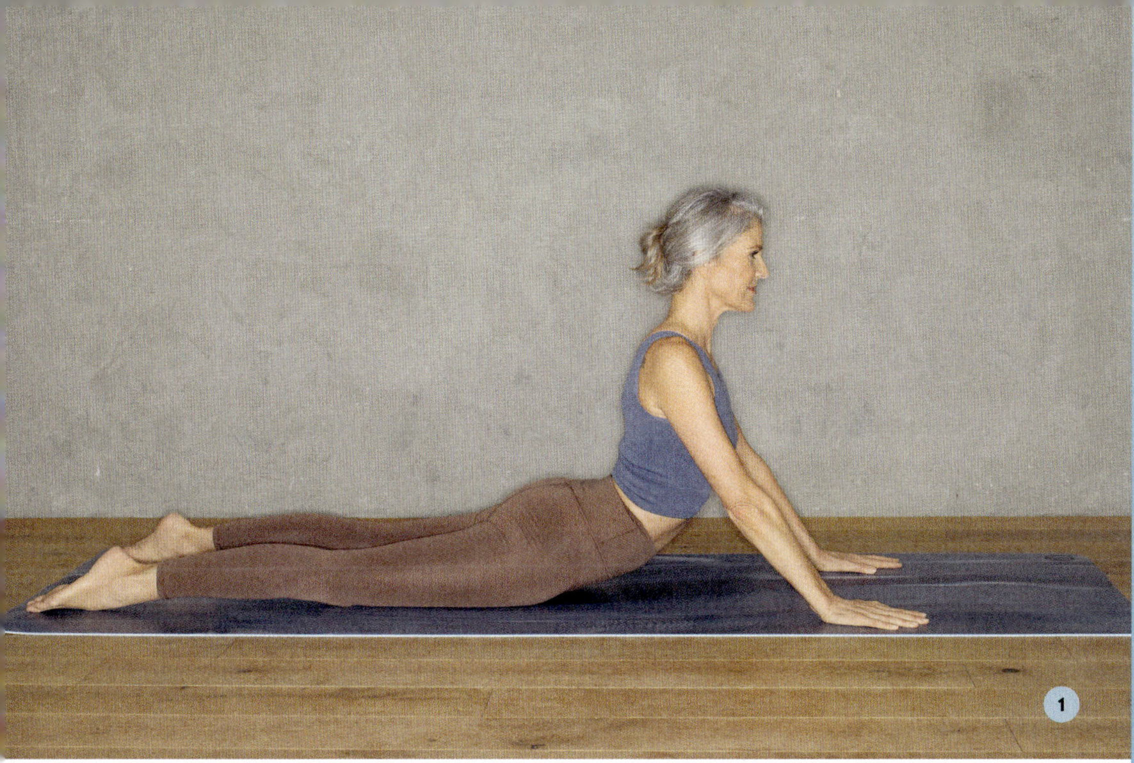
1

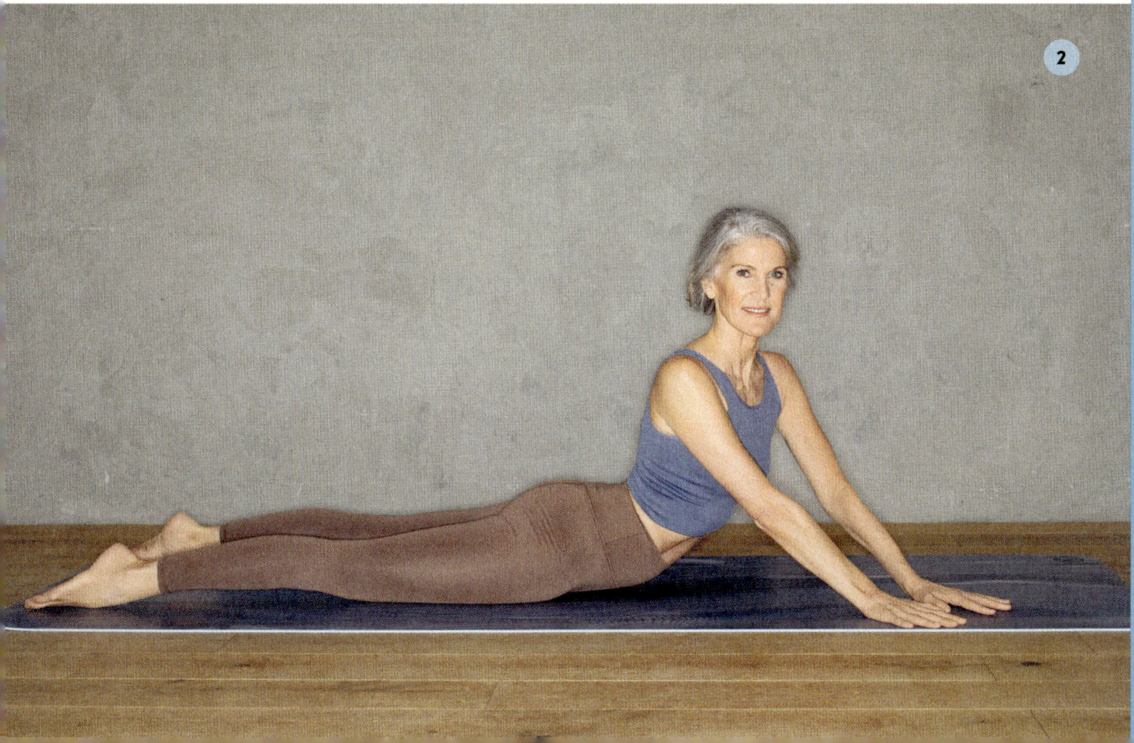
2

KATZE UND KUH

1 Gehen Sie in den Vierfüßlerstand. Platzieren Sie die Hände direkt unter den Schultern. Die Knie sind hüftbreit geöffnet. Die Wirbelsäule ist gestreckt und stabil.

2 Atmen Sie aus, während Sie den Rücken Wirbel für Wirbel in Richtung Decke runden und das Kinn zum Brustbein heranziehen. Mit den Händen kräftig in die Matte drücken. Den Bauchnabel weit nach oben ziehen und das Becken so einrollen, dass die Sitzbeinhöcker möglichst zum Boden zeigen. (1)

3 Mit dem Einatmen senken Sie den Bauch in Richtung Boden, heben Kopf und Hals an und strecken die Wirbelsäule in ein sanftes Hohlkreuz. (2)

4 Wechseln Sie zwischen Katze und Kuh und versuchen Sie, Ihre Wirbelsäule in einer einzigen fließenden Bewegung zu mobilisieren. Achten Sie darauf, dass die Arme gestreckt bleiben.

→ *8- bis 10-mal, 10 bis 20 Sekunden Pause und eine zweite Runde.*

Wirkung

+ Die Übung verbessert die Beweglichkeit zwischen den einzelnen Wirbelkörpern.
+ Verspannungen speziell im unteren Rücken können sich lösen.

Tipp

Beginnen Sie zunächst mit einer kleinen Bewegungsamplitude und werden Sie dann immer größer. Üben Sie langsam, sodass Sie jedes Detail der Bewegung spüren.
Als Variante schieben Sie beim Ausatmen und Runden des Rückens gleichzeitig das Becken nach hinten in Richtung Fersen. Beim Einatmen verlagern Sie das Gewicht wieder nach vorn und kehren in den Vierfüßlerstand zurück.

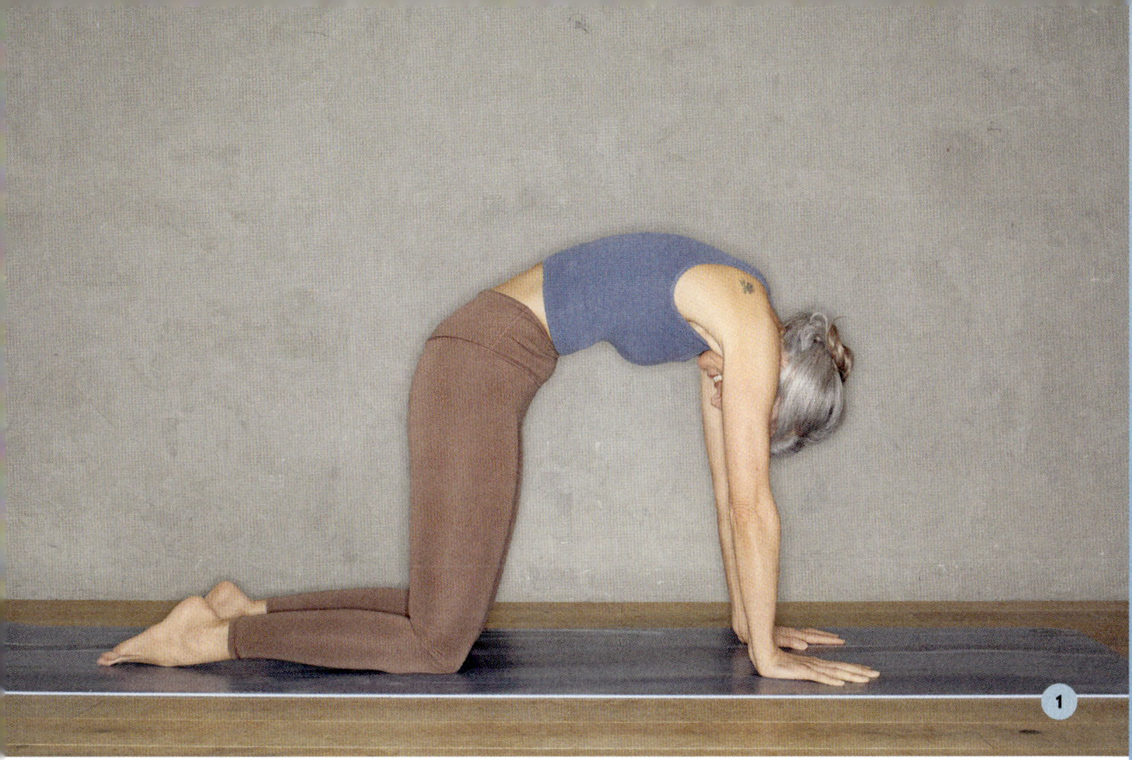
1

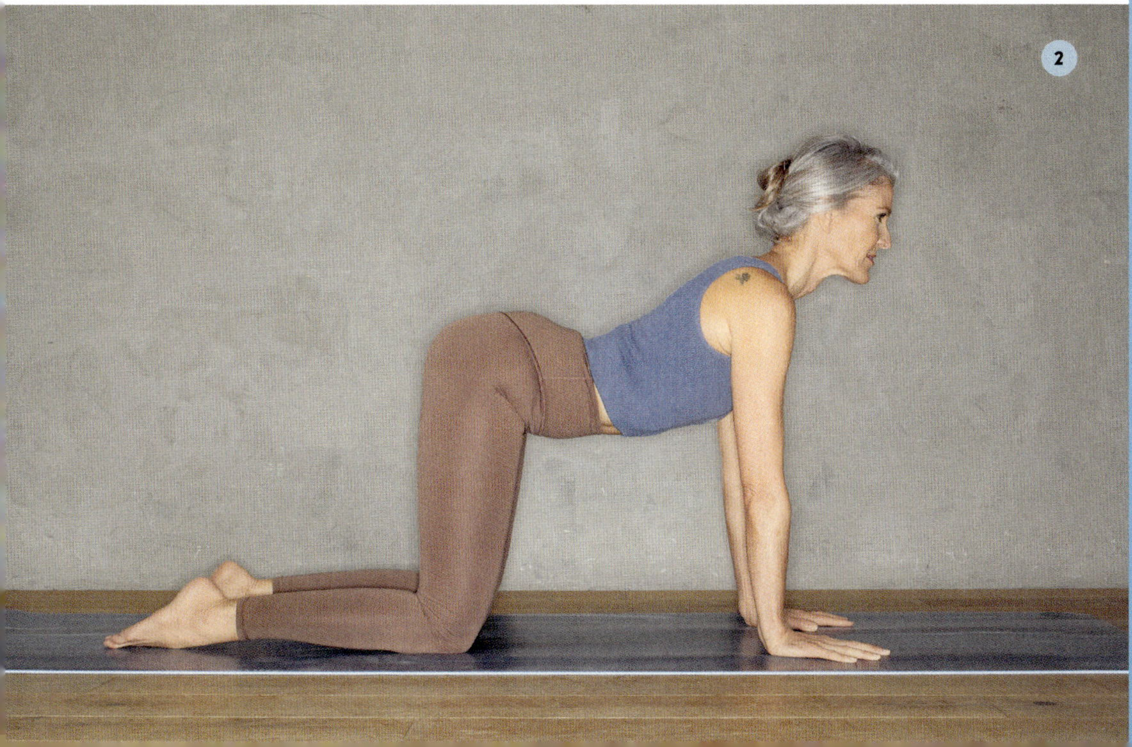
2

LAT-MOBILITY

1 Kommen Sie in den Vierfüßlerstand, die Hüften über den Knien. Ihre Unterschenkel sind durchgehend entspannt. Die Arme sind etwas vor den Schultern gestreckt aufgestellt.

2 Wandern Sie mit den Händen nach vorn und senken Sie Ihre Brust zum Boden ab, während die Hüfte angehoben und die Knie gebeugt bleiben. Ihr Kopf berührt fast den Boden. (1)

3 Aktiv die Brust zwischen den Armen nach unten drücken. Dabei leicht in ein Hohlkreuz gehen. Das Gesäß etwas nach hinten schieben. Aus dieser Position heraus führen Sie kleine dynamische Bewegungen in die Dehnung hinein aus. Beim Heruntergehen atmen Sie aus.

→ *20 bis 30 Sekunden lang federn, 10 bis 20 Sekunden Pause und eine zweite Runde.*

Wirkung

+ Der Brustkorb wird geöffnet und der breite Rückenmuskel (Latissimus) wird aktiviert.
+ Alltagbewegungen, etwa wenn Sie Gegenstände aus hohen Regalfächern nehmen wollen, werden erleichtert.
+ Sie beugen Schulterbeschwerden und Verletzungen der Rotatorenmanschette vor.

Tipp

Lassen Sie den Kopf in der Verlängerung der Wirbelsäule. Versuchen Sie die Bewegungen nur aus der Brustwirbelsäule heraus auszuführen. Eine tiefe Ein- und Ausatmung verstärkt den Trainingseffekt.

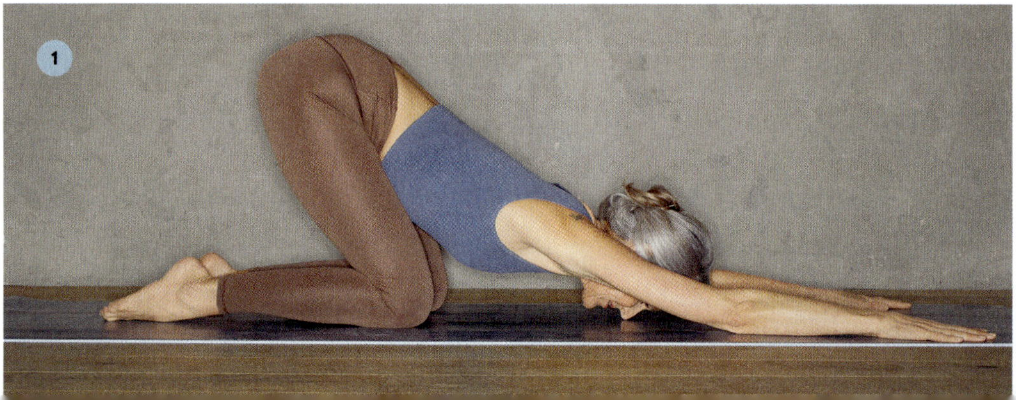

BRUSTWIRBELSÄULE RUNDUM MOBILISIEREN

1 Sie beginnen im Vierfüßlerstand. Die Schultern sind über den Handgelenken, die Hüften über den Knien. Kopf und Nacken bilden eine Linie.
2 Strecken Sie Ihre Brustwirbelsäule durch, sodass Sie in ein Hohlkreuz kommen.
3 Schieben Sie Ihre Brustwirbelsäule nach rechts. In einer fließenden Bewegung beugen Sie sie dann Richtung Decke, ohne die Seite zu verlassen. (1)
4 Führen Sie sie dann gebeugt über die Mitte nach oben über einen Katzenbuckel zur linken Seite. Senken Sie sie dann auf dieser Seite ab.
5 Sobald Sie diese Kreisbewegung abgeschlossen haben, ändern Sie die Richtung und führen sie genauso zur anderen Seite aus.

→ *12- bis 15-mal zu jeder Seite, 10 bis 20 Sekunden Pause und eine zweite Runde.*

Wirkung

+ Die Flexibilität der Wirbelsäule wird hier sehr effektiv in alle Richtungen verstärkt.
+ Bei Bewegungen wie dieser kommt auch die wichtige Gelenkflüssigkeit wieder gut in Fluss.

Tipp

Diese Mobilitätsübung eignet sich perfekt, um Gelenksteifigkeit zu reduzieren, und kann wunderbar als Teil Ihrer täglichen Routine oder des Aufwärmens vor einem Training eingesetzt werden.

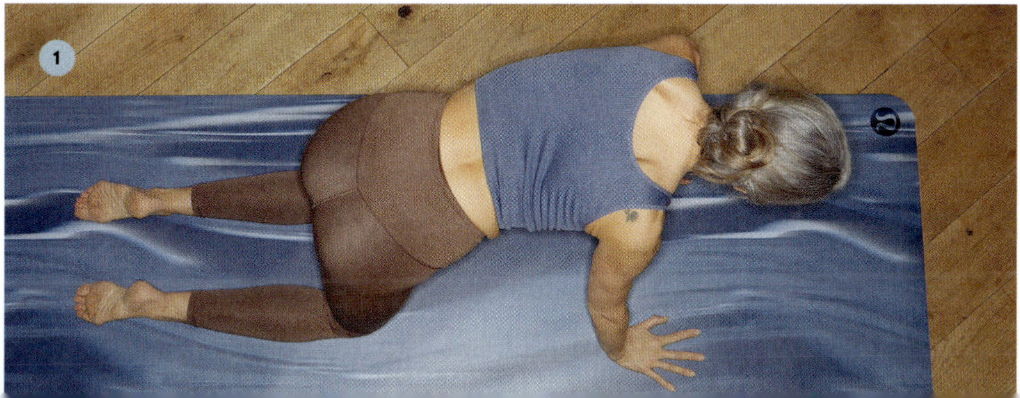

DIAGONALES STRECKEN

1. Kommen Sie in den Vierfüßlerstand, den Blick nach unten und den Kopf in der Verlängerung der Wirbelsäule. Drücken Sie Ihre Arme kräftig in den Boden. Ziehen Sie das Kinn leicht an, sodass Sie mehr Spannung im Nacken spüren. Die Rumpfmuskeln aktiv anspannen.
2. Nun das linke Bein auf Hüfthöhe und den rechten Arm auf Schulterhöhe ausstrecken. Stabilisieren Sie den gesamten Körper in einer geraden Linie. Der rechte Daumen zeigt nach oben. (1)
3. Jetzt Arm und Bein diagonal unter dem Körper zusammenführen, bis sich Ellbogen und Knie kurz berühren. Gleichzeitig den Rücken aktiv runden und Wirbel für Wirbel in Richtung Decke bewegen. (2)
4. Ellbogen und Knie wieder horizontal voneinander weg zurück in die Ausgangsposition bewegen. Beim Strecken versuchen Sie vorsichtig in eine Überstreckung zu gehen. Beide Endpositionen für einen kurzen Moment halten.

→ *15-mal zu jeder Seite, 10 bis 20 Sekunden Pause und eine zweite Runde.*

Wirkung

+ Diese Bewegung ist Balsam für Ihren Rücken, insbesondere nach einem langen Tag am Schreibtisch.
+ Mit dieser Eigengewichtsübung werden insbesondere die Stabilität und die Koordination der Rumpf- und Rückenmuskulatur trainiert.
+ Außerdem wird die Wirbelsäule mobilisiert.
+ Gleichzeitig werden viele Körperregionen mittrainiert – zum Beispiel Oberschenkel, Gesäß, Hüfte und hintere Schulterpartie.

Tipp

Versuchen Sie sich in der gestreckten Position so groß wie möglich zu machen. Stellen Sie sich vor, Sie würden mit dem Arm nach einem Apfel greifen, der etwas zu hoch an einem Baum hängt.
Wer noch etwas unsicher ist, verzichtet auf das Zusammenführen von Ellbogen und Knie. Leichter wird es auch, wenn Sie die Übung in zwei verschiedene Bewegungen aufteilen. Strecken Sie zunächst lediglich das Bein nach hinten. Kehren Sie in die Ausgangsposition zurück und strecken Sie dann erst den gegenüberliegenden Arm.

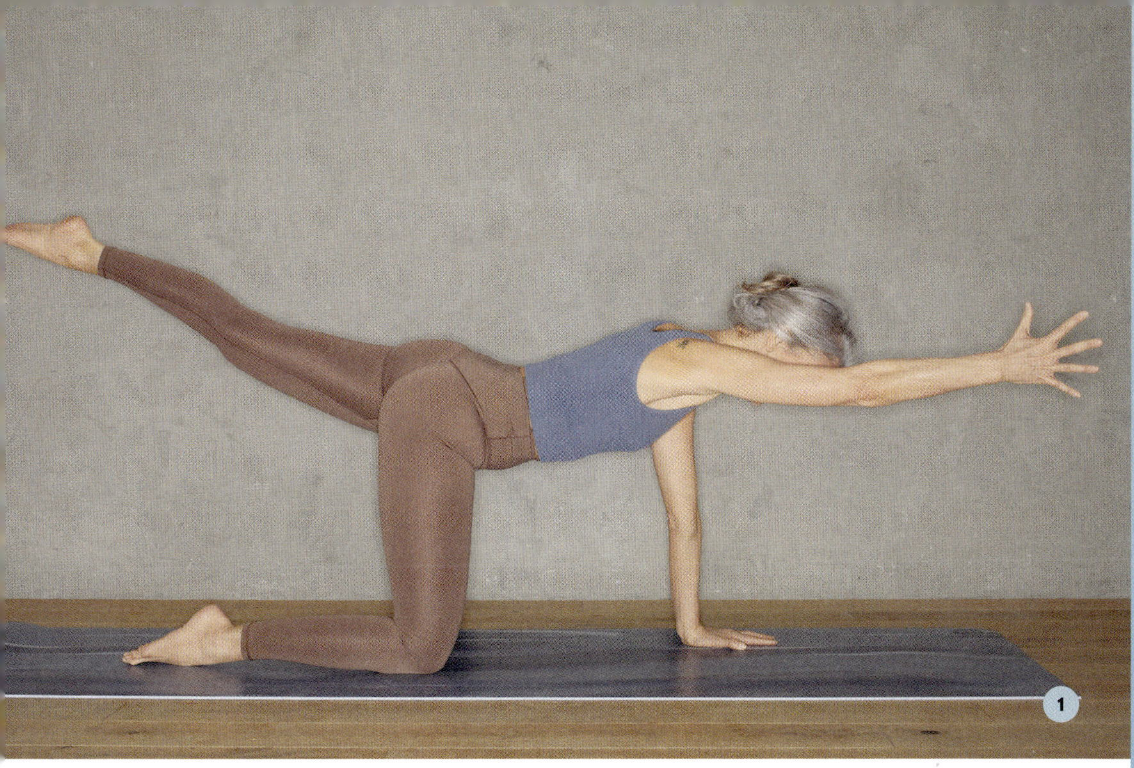
1

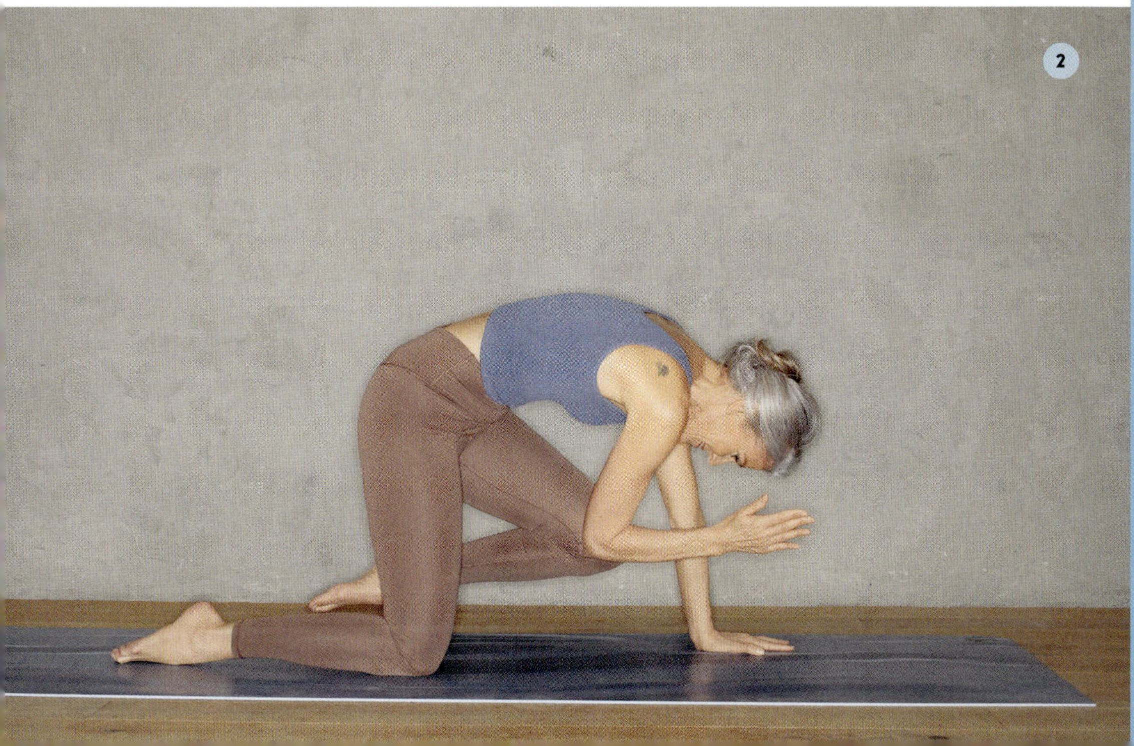
2

BRUST-RÜCKEN-DEHNUNG

1 Starten Sie in der Rückenlage. Stellen Sie die Füße auf und drehen Sie sich auf die linke Seite. Die Beine sind nun so übereinander gelegt, dass in der Hüfte und in den Knien je ein 90-Grad-Winkel entsteht. Beide Arme sind auf Schulterhöhe nach vorn ausgestreckt und liegen ebenfalls aufeinander. Auch der Kopf dreht mit zur linken Seite. (1)

2 Heben Sie nun mit dem Ausatmen den rechten Arm und drehen Sie ihn auf die rechte Seite, der Blick folgt der Hand. Der gesamte Oberkörper dreht sich mit nach rechts. Die Beine bleiben aufeinander liegen, das Becken bleibt ebenso fixiert wie der unten liegende Arm. (2)

3 Die Position halten, dann mit dem Einatmen zurück in die Ausgangsposition.

→ *3- bis 4-mal, jeweils 20 bis 30 Sekunden halten, dann zur anderen Seite. 10 bis 20 Sekunden Pause, dann eine zweite Runde.*

Wirkung

+ Hier wird die Beweglichkeit der Wirbelsäule durch eine kontrollierte Rotation stark verbessert.
+ Die Übung bietet durch die Öffnung des Bereichs der Brustwirbelsäule einen schönen Ausgleich zum Alltag, indem die Körperrückseite mobilisiert und die Vorderseite gedehnt wird.

Tipp

Wenn Sie in der Dehnung tief ein- und ausatmen, unterstützen Sie den Trainingseffekt.
Die Hand des oberen Arms bleibt während der Bewegung geöffnet, die Hüften liegen übereinander.
Für eine bequemere Ausgangsposition lassen Sie Ihren Kopf auf einem Kissen oder einem zusammengerollten Handtuch ruhen.

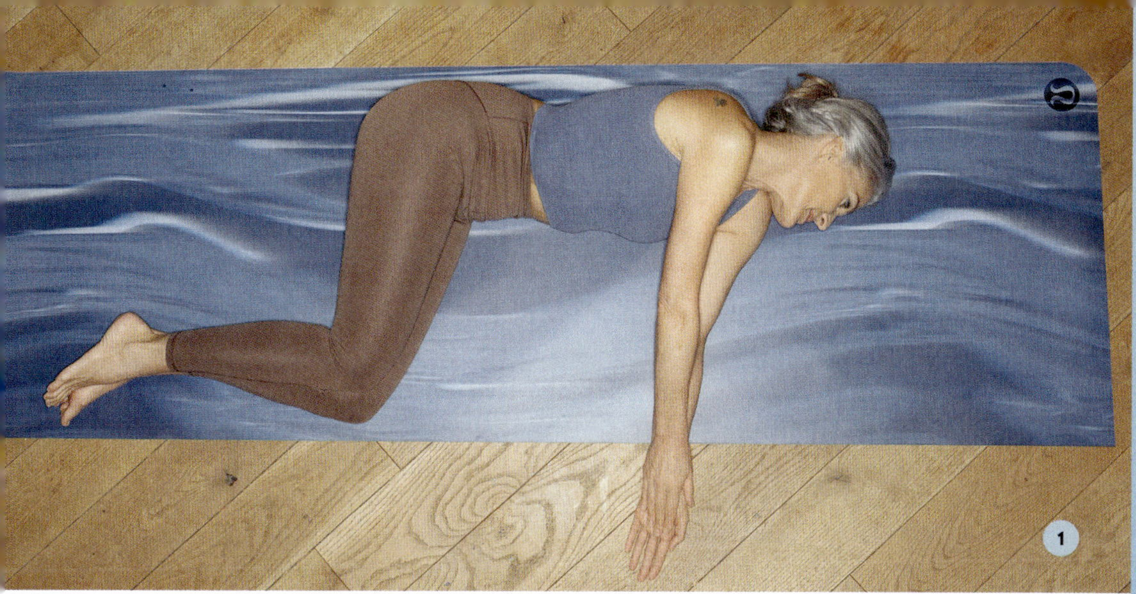
1

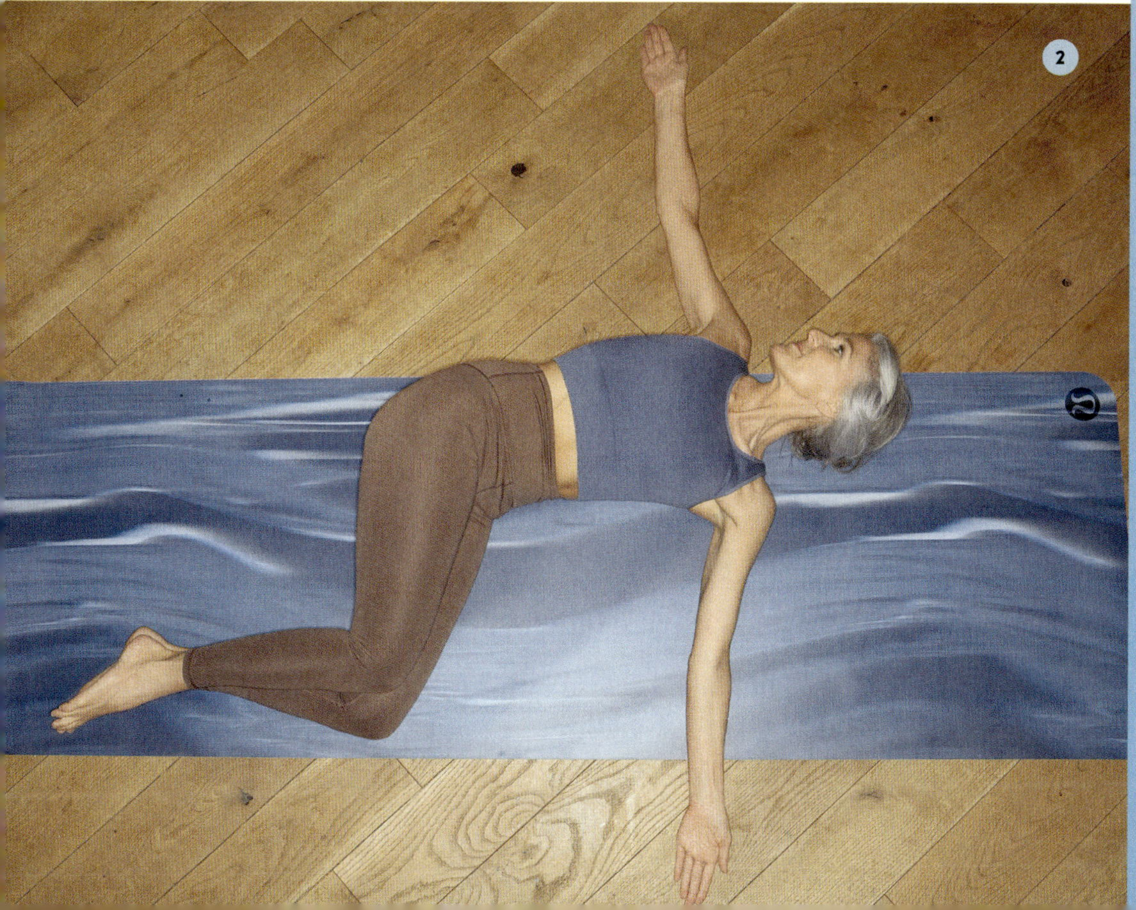
2

VORBEUGE MIT BRUSTÖFFNUNG

1 Nehmen Sie einen aufrechten hüftbreiten Stand ein. Richten Sie Ihren Oberkörper bewusst auf. Den Brustkorb nach vorn oben heben, der Kopf ist in der Verlängerung der Wirbelsäule, das Kinn parallel zum Boden, die Schulterblätter nach hinten unten gezogen.

2 Jetzt das Kinn zum Brustbein heranziehen und den Oberkörper Wirbel für Wirbel langsam nach unten abrollen. Versuchen Sie mit den Fingerspitzen oder den Händen die Fußspitzen zu berühren. Ihre Beine bleiben möglichst gestreckt. Die Handrücken zeigen zueinander. (1)

3 Einen kurzen Moment halten, den Nacken entspannen.

4 Nun Wirbel für Wirbel wieder aufrichten und die Hände dabei aufdrehen. Mit der Aufwärtsbewegung beide Arme anheben. In der aufgerichteten Position die Arme so weit wie möglich nach hinten führen, das Brustbein weiter anheben, die Brust herausschieben. Ihr Blick ist nach oben gerichtet. (2)

→ *3- bis 4-mal, 10 bis 20 Sekunden Pause und eine zweite Runde.*

Wirkung

+ Mit dieser schönen Ganzkörperübung können Sie Ihren Brustkorb öffnen und hängenden Schultern sowie einer schlechten Haltung entgegenwirken.
+ Der Rücken wird mobilisiert.
+ Sie spüren, dass die Muskulatur der Hüfte über die Rückseite der Beine mit den Füßen verbunden ist.
+ Die Dehnbarkeit der Oberschenkel- und Wadenmuskulatur wird verbessert.

Tipp

Üben Sie die Bewegung fließend und kontrolliert. Atmen Sie in der untersten Position noch einmal bewusst vollständig aus.
Diese Übung können Sie bequem in der Mittagspause oder vor einem Meeting im Büro ausführen.

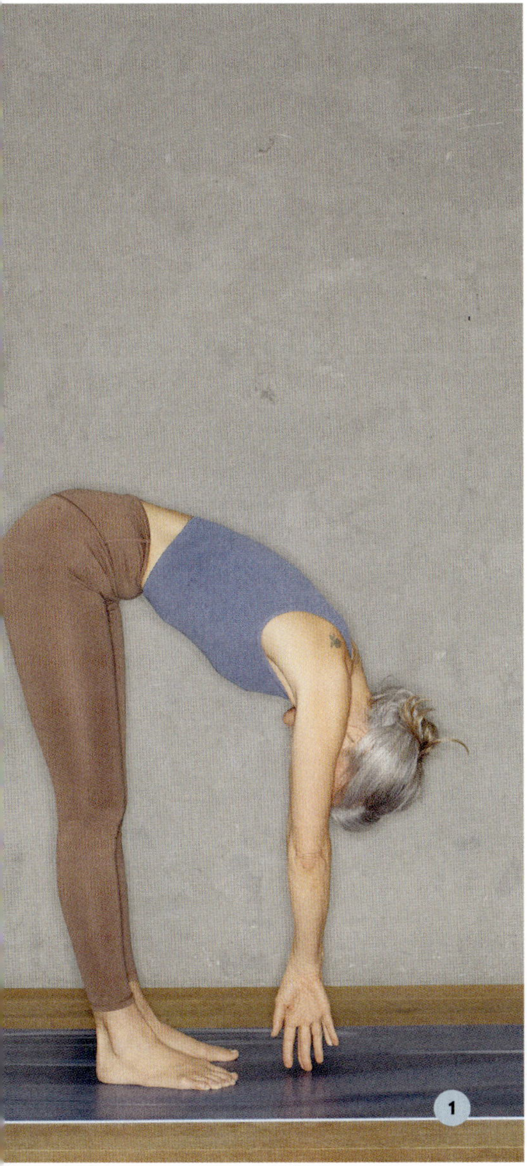
1

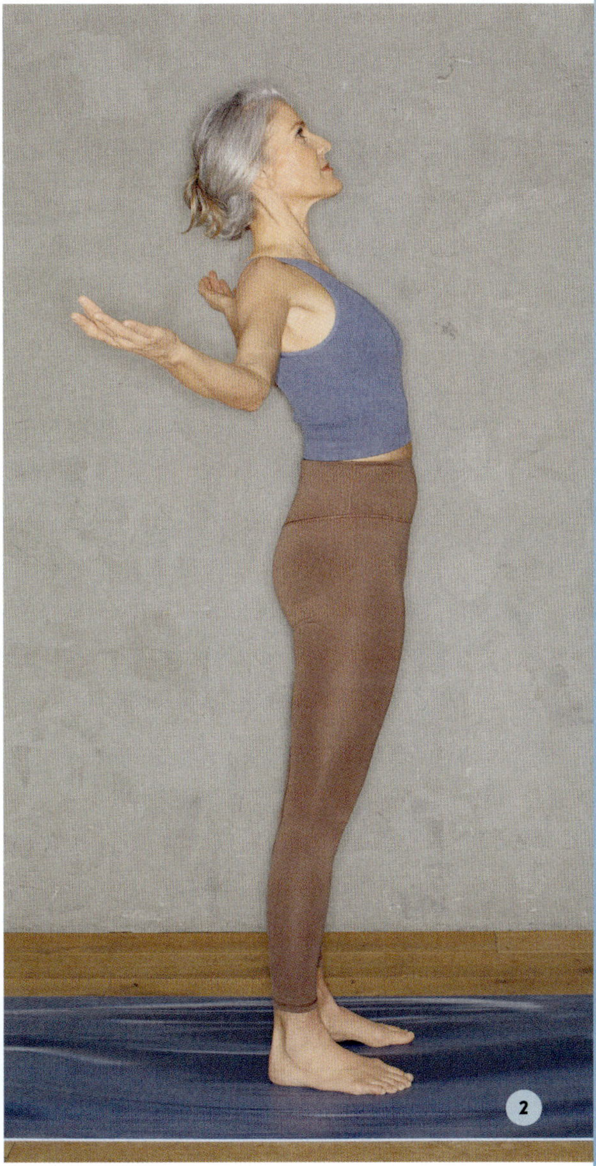
2

MOBILISATION DER BRUSTWIRBELSÄULE IM VIERFÜSSLERSTAND

1. Begeben Sie sich auf den Boden in den Vierfüßlerstand. Die Hände befinden sich direkt unter den Schultern, die Knie direkt unter den Hüften.
2. Legen Sie die rechte Hand an die Schläfe. Durch den verkürzten Armhebel können Sie sich mehr auf die Rumpfrotation konzentrieren. Nun den rechten Ellbogen zum linken Ellbogen führen und dabei mit der Brustwirbelsäule so weit wie möglich nach innen rotieren. (1)
3. Anschließend drehen Sie den Oberkörper langsam auf. Wenn möglich so weit, bis sich der obere rechte Arm in Verlängerung des Stützarms befindet. (2)
4. Spannung nur kurz halten und wieder die Ellbogen zusammenbringen. Achten Sie darauf, dass die Bewegung aus der Brustwirbelsäule erfolgt und nicht über den Arm. Den Ellbogen nie mit Schwung mitbewegen.

→ *10- bis 12-mal, dann zur anderen Seite. 10 bis 20 Sekunden Pause und eine zweite Runde.*

Wirkung

+ Diese dynamische Übung erhöht Ihre Bewegungsfreiheit im oberen Rückenbereich und entlastet bei Verspannungen.
+ Wenn Ihre Wirbelsäule beweglicher wird, verbessert sich auch Ihre Körperhaltung.

Tipp

Bei der Ausführung bewegt sich das Becken nicht mit. Ihre Gesäß- und Bauchmuskulatur ist stets angespannt, damit das Becken fixiert bleibt. Die Bewegung sollte allein aus der Brustwirbelsäule kommen. Atmen Sie bei der Rotation nach außen aus, um sich noch weiter aufdrehen zu können. Atmen Sie so tief wie möglich ein, bis Sie spüren, dass sich nicht nur die Brust, sondern auch der Bauch wölbt. Passen Sie den Bewegungsrhythmus der Atmung an, nicht umgekehrt. Die Phase des betonten Krafteinsatzes sollte immer mit der Ausatmung zusammenfallen. Atmen Sie also in der Anspannungsphase aus, beim Entspannen ein. Zusätzlicher Pluspunkt: Dieser Atemrhythmus ermöglicht bereits während des Trainings eine angenehme Entspannung im Kopf.

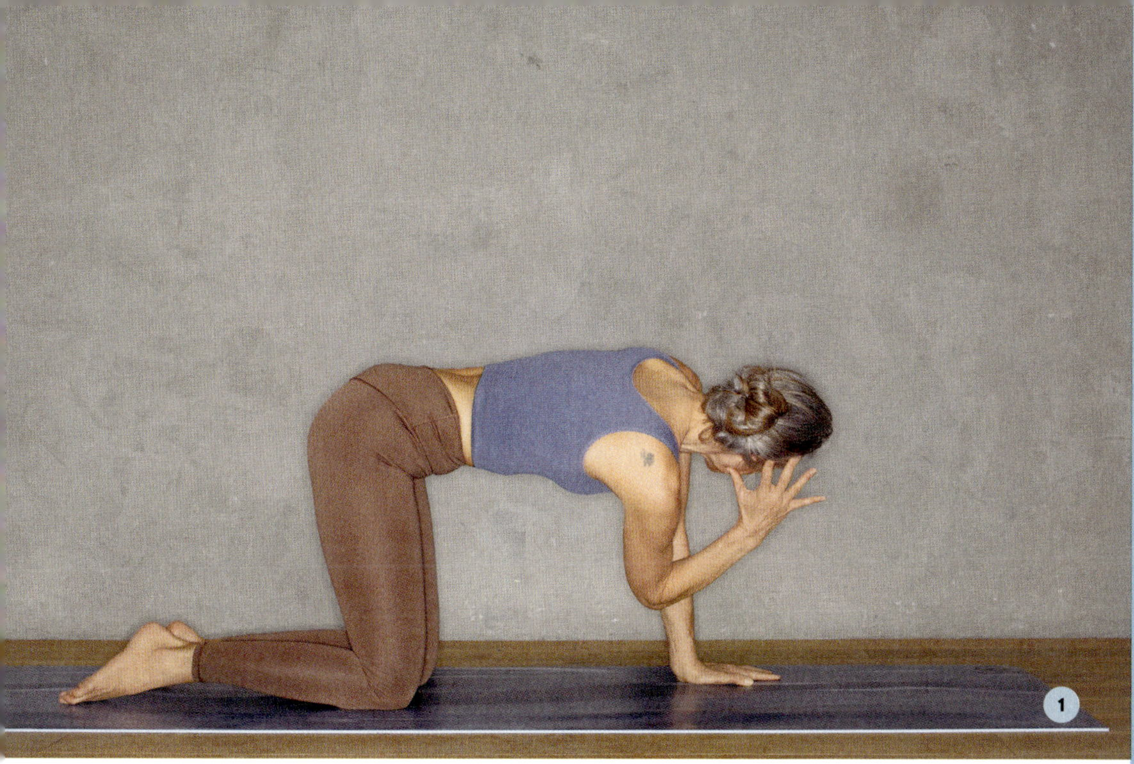
1

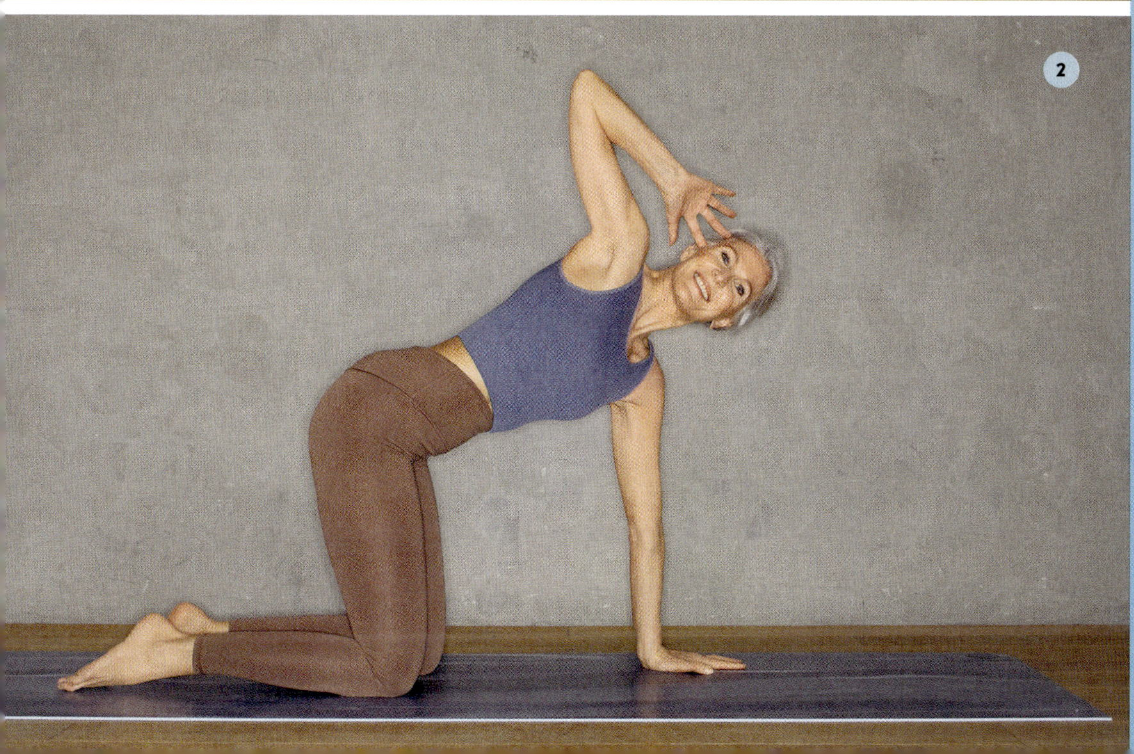
2

THREAD THE NEEDLE

1. Sie beginnen im Vierfüßlerstand, die Hände sind unter den Schultern, die Knie unter der Hüfte. Der Blick geht nach unten zur Matte.
2. Mit dem Einatmen heben Sie den linken Arm und drehen den Oberkörper weit nach links oben auf. In der Zielposition steht die linke über der rechten Schulter. Ihr Blick folgt der Bewegung und geht nach oben zur linken Hand. (1)
3. Beim Ausatmen den linken Arm unter dem rechten Stützdarm hindurchfädeln und den Oberkörper zur anderen Seite eindrehen, sodass die linke Schulter in Richtung Boden sinkt. Der Blick folgt der Bewegung. Sie können versuchen, mit der Schulter und dem Kopf die Matte zu berühren. (2)
4. Die Position für 2 bis 3 Atemzüge halten. Sie sollten eine Dehnung im oberen Rücken und in der Schulter spüren.
5. Dann den Oberkörper wieder nach oben öffnen. Das Auf- und Eindrehen in einer fließenden Bewegung nacheinander ausführen.

→ *8- bis 10-mal zu jeder Seite, 10 bis 20 Sekunden Pause und eine zweite Runde.*

Wirkung

+ Bei Drehbewegungen des Oberkörpers sind wir auf eine bewegliche Brustwirbelsäule angewiesen, wie sie mit dieser Übung gefördert wird.

Tipp

Sollte der Druck in den Knie- oder Handgelenken unangenehm sein, können Sie diese Bereiche mit einer Handtuchrolle oder einem Kissen polstern. Halten Sie während der gesamten Übung das Becken stabil und die Wirbelsäule lang.
Die Übung kann auch modifiziert werden, indem Sie die Hüften weiter nach hinten sinken lassen, um die Dehnung im unteren Rücken zu verstärken. Oder Sie beginnen im Vierfüßlerstand, strecken aber ein Bein zur Seite aus, sodass die Oberschenkelinnenseite aktiv in den Übungsablauf miteinbezogen wird.

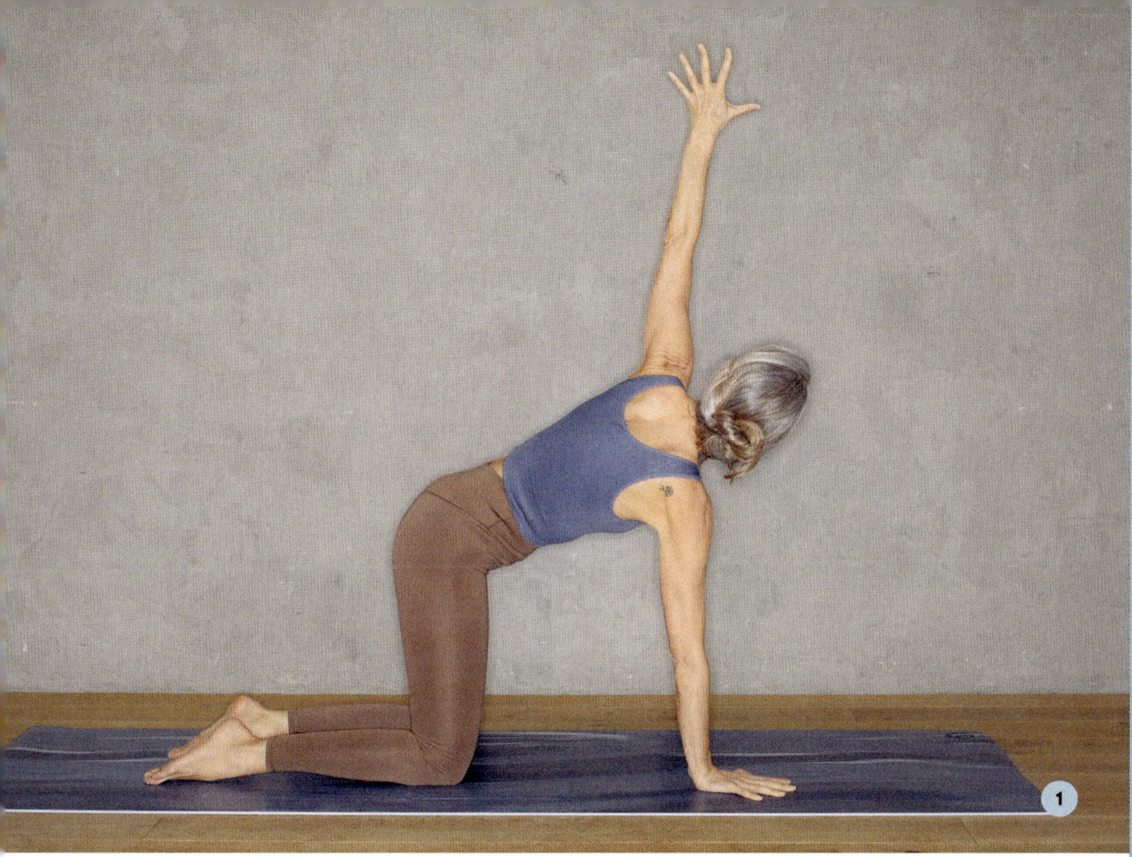
1

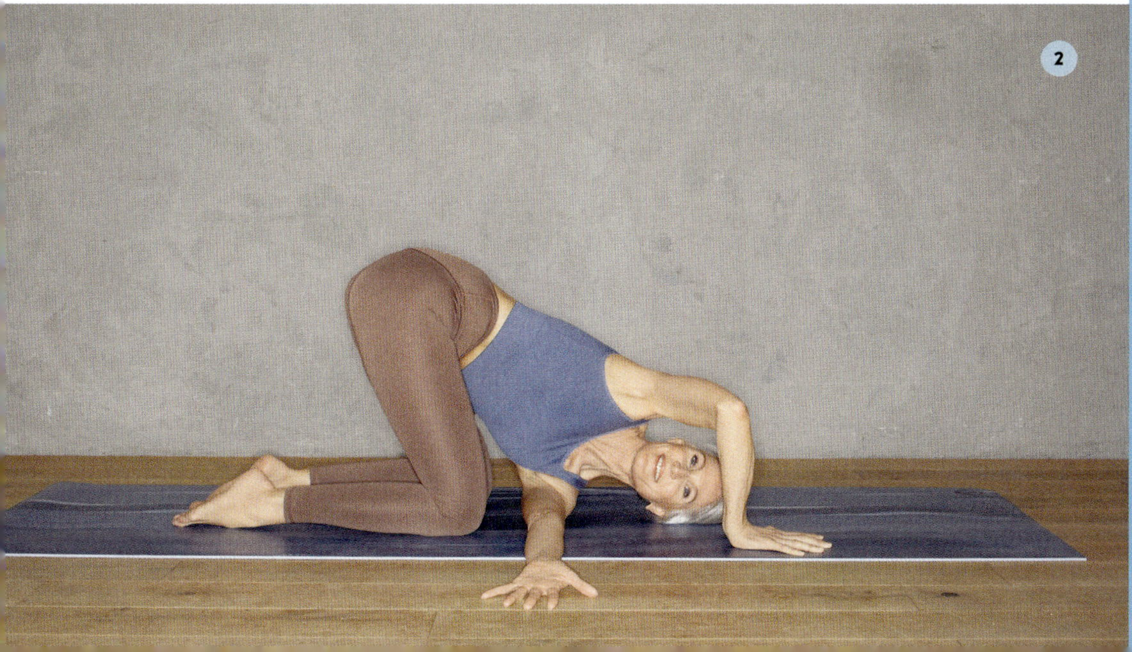
2

Hüfte, Beine und Füße

Ihre Bein- und Hüftmuskulatur trägt das Körpergewicht, sorgt für Fortbewegung und Gleichgewicht. Da auch hier viele verschiedene Muskelgruppen am Werk sind, brauchen sie ein gutes Rundum-Training, dass den bestmöglichen Bewegungsumfang sicherstellt.

FUSSKREISEN »LIEGENDE ACHT«

1 Stehen Sie aufrecht und stabil, die Hände locker in die Hüfte gelegt. Das Gewicht ruht auf einem Bein.

2 Nun den freien Fuß etwas vom Boden abheben und in einer geraden Linie mit dem Sprunggelenk und dem Schienbein halten.

3 Jetzt den Fuß bis in die Zehen hinein nach vorn strecken. Anschließend den Fuß nach innen schieben, sodass er sich eindreht.

4 Aus dieser eingedrehten Position ziehen Sie zunächst die Zehen höher in Richtung Schienbein. Ziehen Sie den Fuß noch mehr zum Schienbein, sodass die Fußspitzen nach oben zeigen.

5 Darauf den Fuß über oben nach außen zur anderen Seite führen – in den anderen Kreis der Acht hinein. In dieser leichten Auswärtsdrehung senken Sie den Fuß ab. Ihr großer Zeh berührt den Boden. Kurz auftippen.

6 Jetzt den Fuß wieder anheben und diesmal nach außen drehen. Die Zehen sind angezogen. Ziehen Sie den Fuß so weit wie möglich nach oben. (1)

7 Senken Sie ihn einwärts gedreht ab, sodass Sie damit den zweiten Kreis der Acht über außen unten in der Mitte beenden.

→ *10- bis 12-mal in jede Richtung. 20 Sekunden Pause, eine zweite Runde.*

Wirkung

+ Mit dieser Übung beugen Sie effektiv Verletzungen vor und halten sie geschmeidiger.
+ Die Übung trainiert auch das Heranziehen des Fußes, das vielen schwerfällt.

Tipp

Sollte es Ihnen schwerfallen, das Gleichgewicht zu finden, halten Sie sich fest.

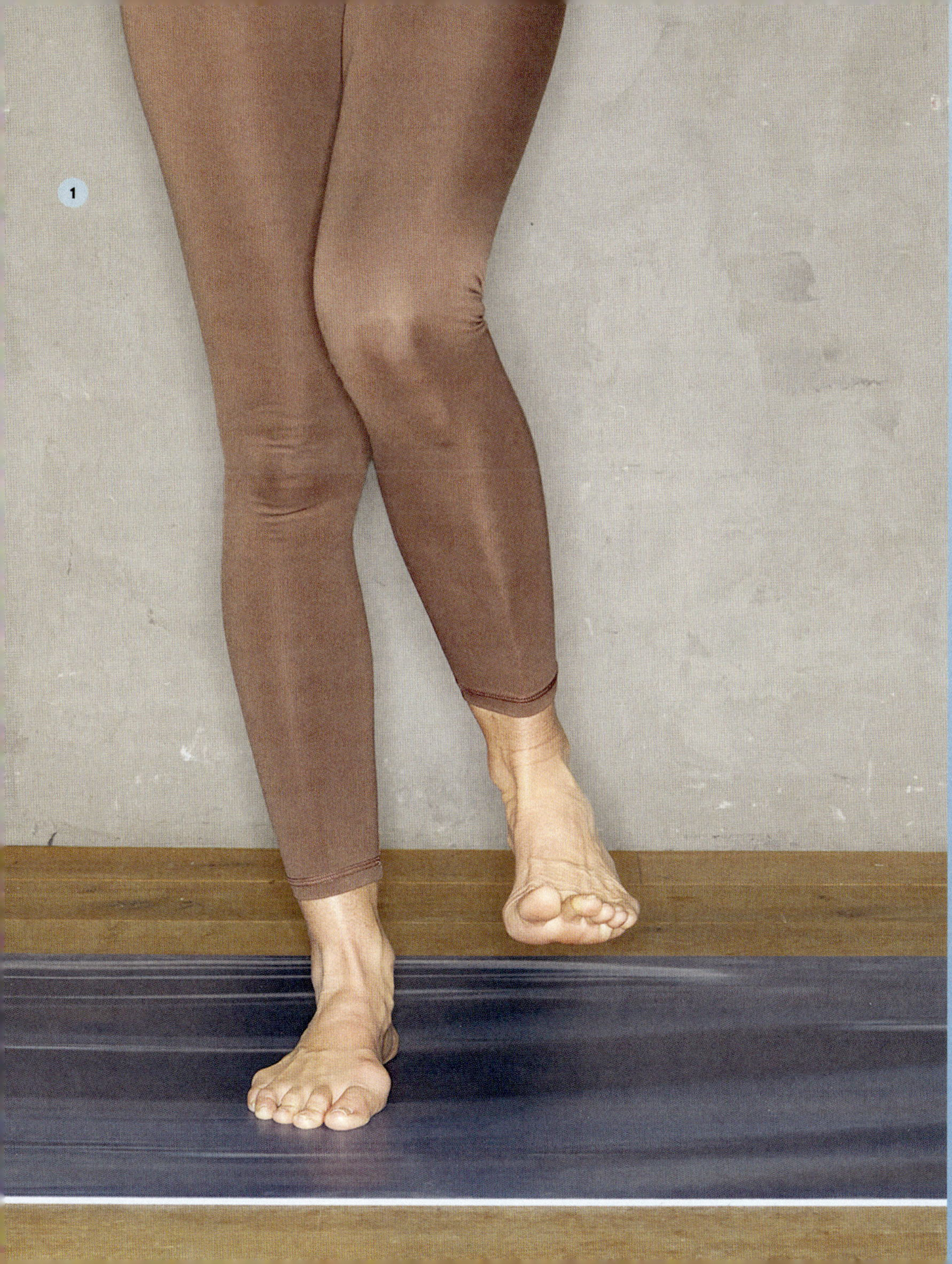
1

BEINSCHWINGEN

1 Kommen Sie in einen aufrechten hüftweiten Stand. Die Hände dabei in die Hüften stützen.

2 Aktivieren Sie Ihre Rumpfmuskulatur. Ihre Bauchmuskeln sind angespannt, der Bauchnabel geht nach innen, um nicht zu stark in ein Hohlkreuz zu fallen.

3 Spannen Sie die Muskulatur des Standbeins aktiv an. Das andere Bein heben Sie nach vorn an und lassen es unter der Hüfte entlang nach hinten schwingen. Über den gleichen Weg wieder nach vorn. (1)

4 Das Standbein und Ihr Oberkörper bleiben gestreckt und stabil. Beim Vorwärtsschwingen sollten Sie versuchen, das Becken aufgerichtet zu lassen, und beim Rückwärtsschwingen eher, es zu kippen.

5 Vergrößern Sie den Schwungradius mit jeder Wiederholung.

→ *15-mal, dann mit dem anderen Bein. 10 bis 20 Sekunden Pause und eine zweite Runde.*

Wirkung

+ Die Übung mobilisiert die äußere Hüftmuskulatur, Gesäß, Oberschenkel und Hüftbeuger.
+ Sie eignet sich auch großartig als Teil Ihrer Warm-up-Routine.

Tipp

Um sich besser auszubalancieren, können Sie die Arme zur Seite strecken oder sich an einer Wand abstützen. Führen Sie die Bewegung in einem mittleren, rhythmischen Tempo aus. Erhöhen Sie kontinuierlich den Bewegungsumfang beim Vor-und-zurück-Schwingen, solange der Oberkörper aufrecht und der Rücken gerade bleibt.

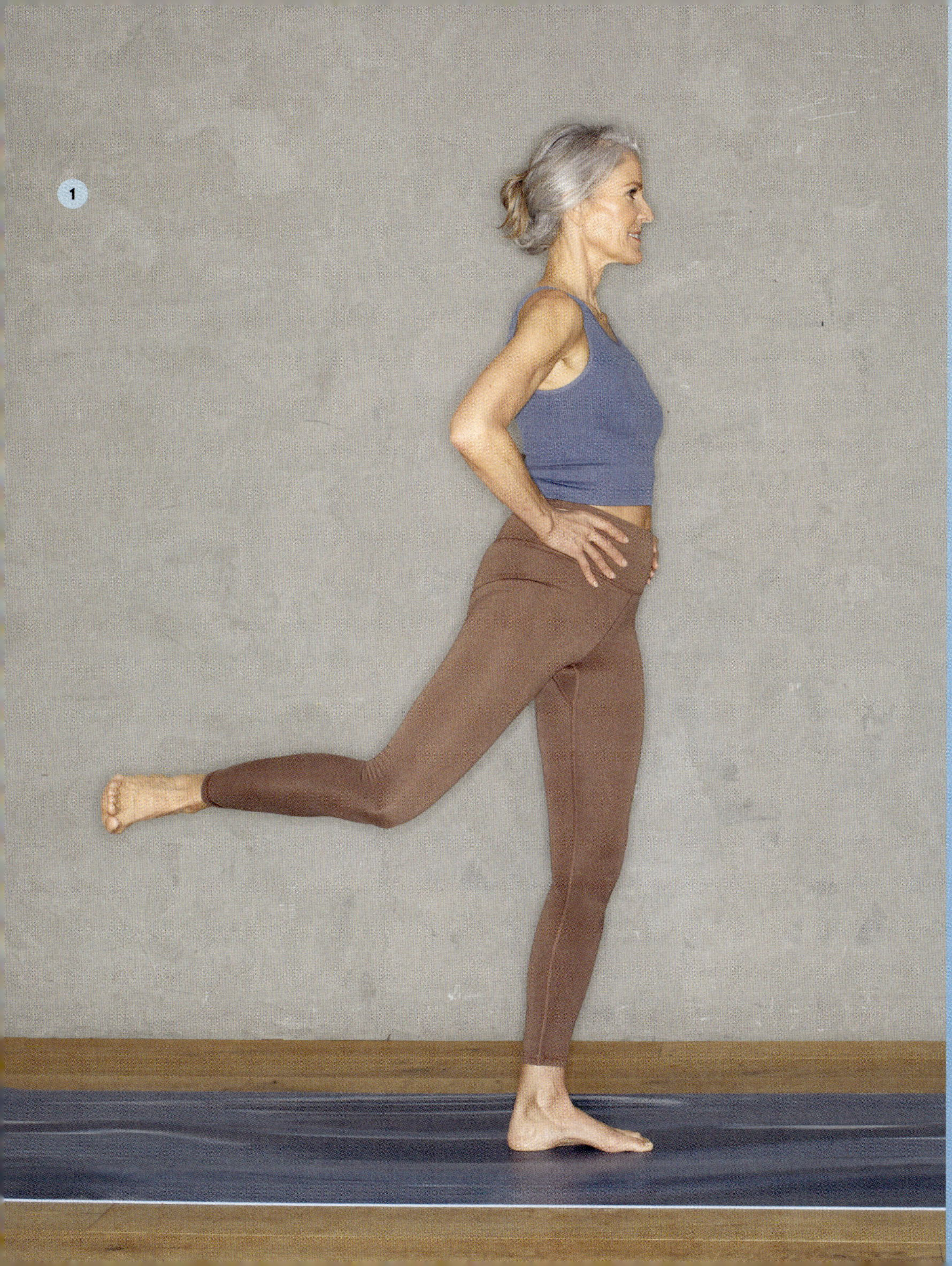
1

HÜFTROLLEN IN RÜCKENLAGE

1 Kommen Sie rücklings auf den Boden. Die gestreckten Arme sind im 90-Grad-Winkel zum Körper seitlich abgelegt.
2 Die Zehen anziehen und das rechte Bein gestreckt senkrecht anheben. (1)
3 Rumpfspannung aufbauen, dann das rechte Bein gestreckt diagonal zur am Boden liegenden linken Hand führen. Kurz mit dem Fuß den Boden berühren. Halten Sie Ihre Rumpfmuskulatur ebenso angespannt wie den Bereich zwischen Ihren Schulterblättern, sodass sie sich nicht durch den Schwung des Beins abheben. (2)
4 Fuß zurück nach oben bringen und absenken. Beide Schultern, auch die auf der Seite des aktiven Beins, bleiben während der gesamten Bewegung im Kontakt mit dem Boden.

→ *10- bis 12-mal zu jeder Seite. 20 Sekunden Pause und eine zweite Runde.*

Wirkung

- + Die Übung lockert und dehnt die Hüften.
- + Auch bei wiederkehrenden Blockaden im Bereich der Lendenwirbelsäule ist sie höchst wirksam.

Tipp

Machen Sie keine ruckartigen Bewegungen, sondern tasten Sie sich langsam an die sogenannte Full Range of Motion, also den vollen Bewegungsumfang, heran. Das können Sie gut mit einem kurzen und leichten Hin- und Herpendeln unterstützen, wenn Sie aus eigener Kraft den Fuß zunächst nicht näher an die Hand führen können. Achten Sie auf eine gleichmäßige, tiefe Atmung.

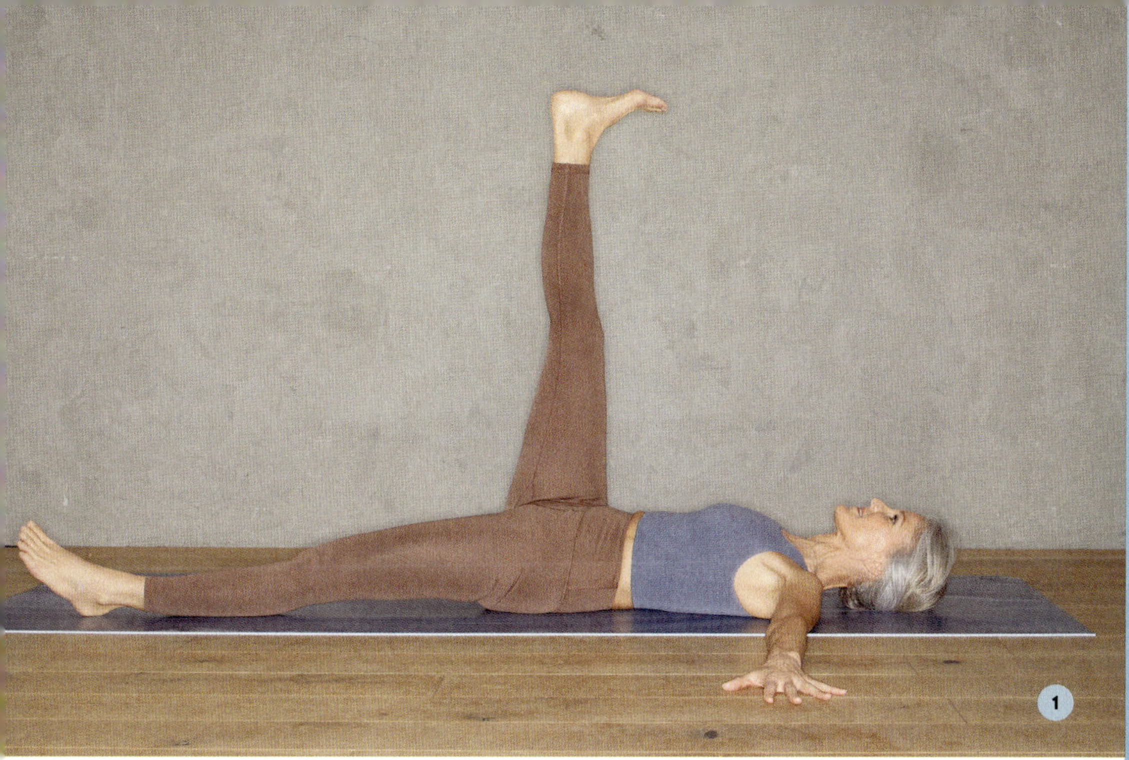
1

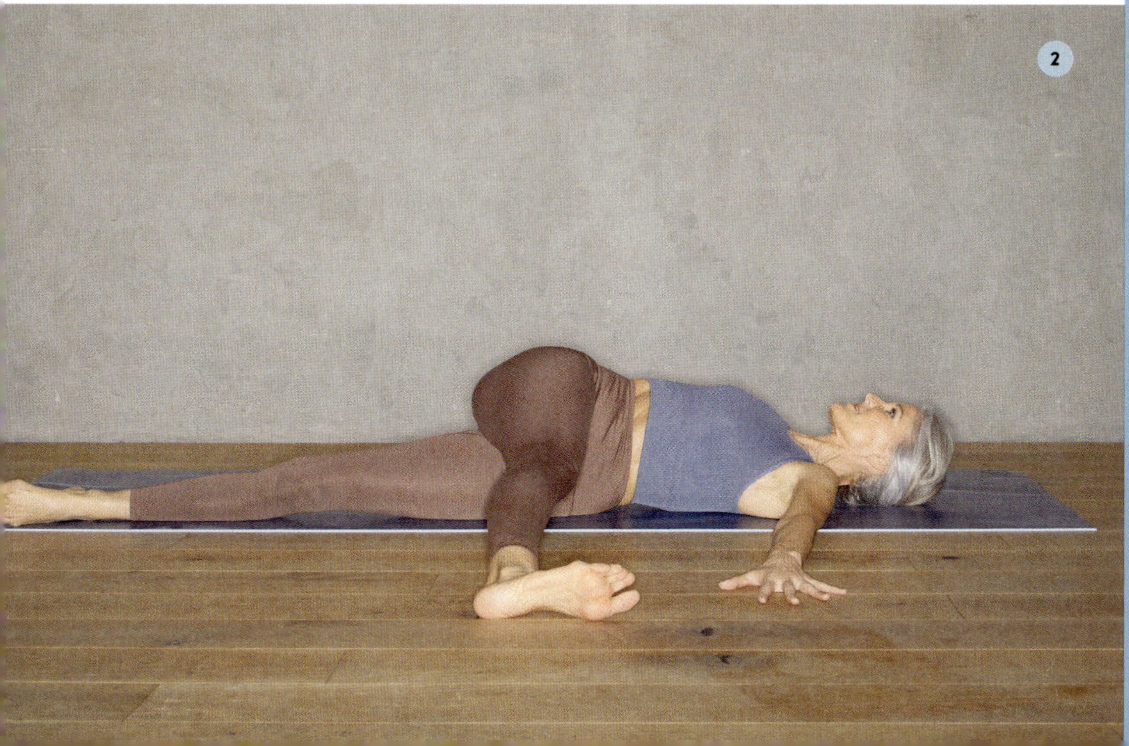
2

HÜFTKREISEN IM STEHEN

1 Stellen Sie sich mit hüftbreit geöffneten Füßen aufrecht hin. Das Gewicht ist gleichmäßig auf beide Beine verteilt. Stützen Sie sich seitlich an einer Wand ab.

2 Verlagern Sie Ihr Gewicht auf das linke Bein und heben Sie das rechte Knie möglichst weit nach vorn oben an. Das Standbein anspannen, um das Becken besser zu fixieren.

3 Bringen Sie jetzt das rechte Knie so weit wie möglich nach außen, weg von der Mittellinie, um die Hüfte vollständig zu öffnen.

4 Führen Sie das rechte Knie möglichst hinter Ihre Körperachse. Das linke Bein bleibt durchgehend stabil. Der 90-Grad-Winkel im rechten Bein verändert sich dabei nicht. Der Kopf bleibt aufrecht und nach vorn gerichtet. (1)

5 Bewegen Sie das rechte Bein ohne Pause zurück in die Ausgangsposition. Ihre Gesäßmuskulatur ist die ganze Zeit über angespannt, das Becken dadurch fest und aufgerichtet. Die Bewegung erfolgt isoliert aus der Hüfte. Kippen Sie weder im Becken noch im Oberkörper ab. Halten Sie vielmehr Kopf und Rumpf, Knie und Fuß des Standbeins immer nach vorn ausgerichtet.

→ *10- bis 12-mal, dann zur anderen Seite, 20 Sekunden Pause und eine zweite Runde.*

Wirkung

+ Diese Mobilisation wirkt auf die tiefe Hüftmuskulatur und lindert effektiv Steifheit oder Beschwerden in diesem Bereich.
+ Sie erreichen damit eine Mobilisierung im Becken, der Oberschenkelinnenseite und der Brustwirbelsäule.
+ Gleichzeitig eignet sie sich auch sehr gut als Vorbereitung für Sportarten mit schnellen Geschwindigkeits- oder Richtungsänderungen.

Tipp

Führen Sie die Bewegung glatt und flüssig aus und vergrößern Sie den Bewegungsradius schrittweise, wenn Sie sich mit der Übung wohlfühlen. Variieren Sie die Ausrichtung zwischendurch etwas, um die Gelenkkapsel in verschiedenen Winkeln zu aktivieren.

1

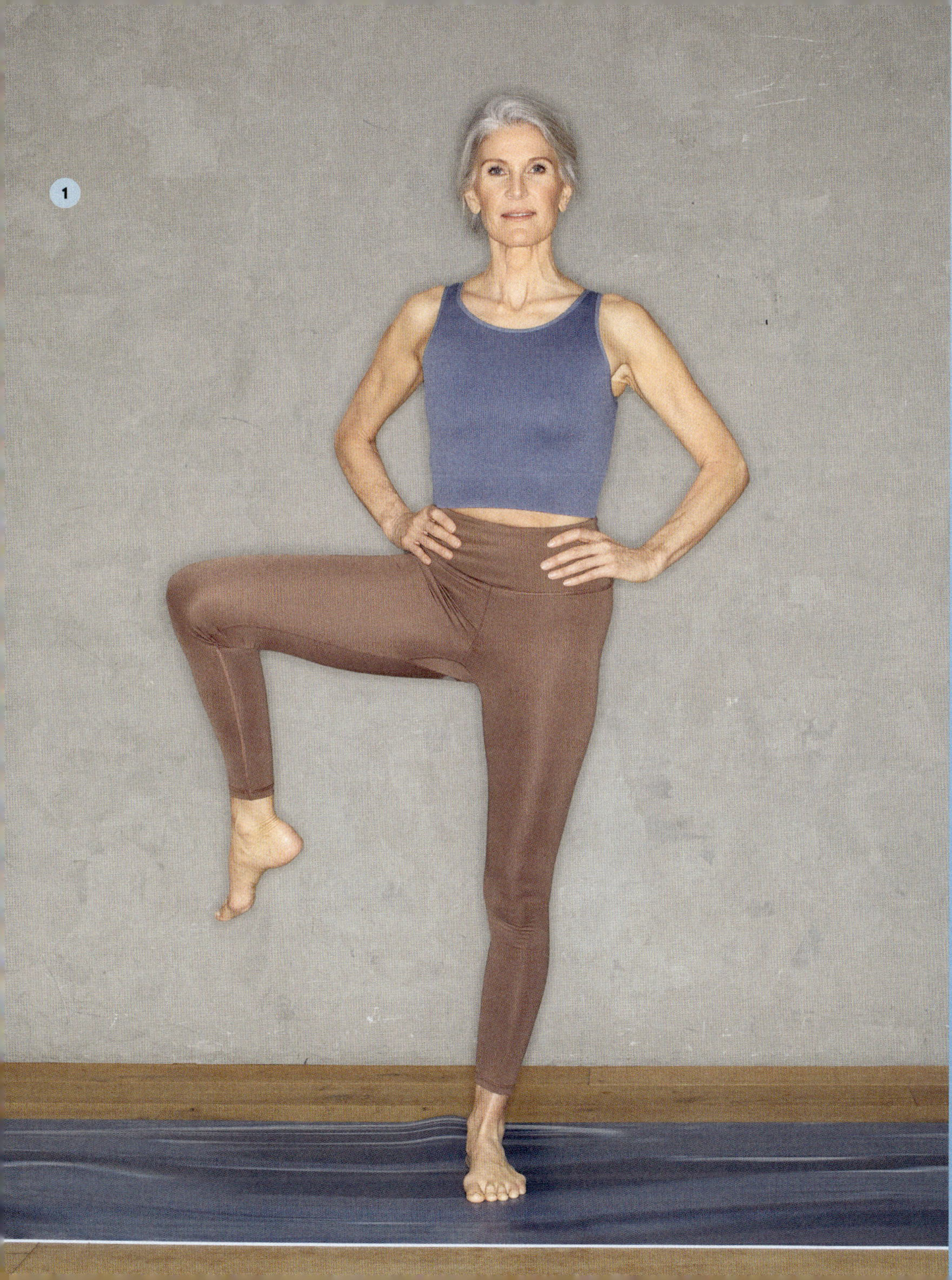

HIP CIRCLE IM VIERFÜSSLERSTAND

1 Beginnen Sie im Vierfüßlerstand. Die Schultern befinden sich über den Handgelenken, die Hüften über den Knien. Richten Sie den Blick nach unten und halten Sie den Kopf in der Verlängerung der Wirbelsäule. Spannen Sie die Rumpfmuskulatur aktiv an, um das Becken zu fixieren. Den Bauchnabel nach innen ziehen.

2 Heben Sie nun Ihr rechtes Bein in einem 90-Grad-Winkel nach hinten an. Der Oberkörper bleibt parallel zum Boden. (1)

3 Nun führen Sie das Bein nach vorn unten und drehen es leicht nach innen ein. (2)

4 Rotieren Sie das Bein beim nächsten Anheben in einer fließenden Bewegung weiter von außen nach innen. Der Fuß zeigt nach links. (3)

→ *15- bis 20-mal zu jeder Seite, 20 Sekunden Pause und eine zweite Runde.*

Wirkung

+ Diese Bewegung hilft besonders gut bei Hüftimpingement, wenn also Gelenkpfanne und Oberschenkelkopf ungünstig aufeinanderstoßen, oder Hüftknacken.
+ Sie lindert Verspannungen im Beckenbereich, speziell in der Leiste, oder Bewegungseinschränkungen in der Hüfte.

Tipp

Setzen Sie Ihre Hände mit leicht aufgefächerten Fingern auf, sodass sich eine leichte Bogenspannung in Ihrem Handgewölbe bildet. Stellen Sie sich vor, Ihre Handinnenseiten formen eine kleine Schale. So schützen Sie Ihre Handgelenke vor Überlastungen. Achten Sie zudem auf Beschwerden in Hüfte, Knien oder Rücken. Gelenkgeräusche ohne Schmerzen sind völlig normal. Bleiben Sie stets im schmerzfreien Bereich.

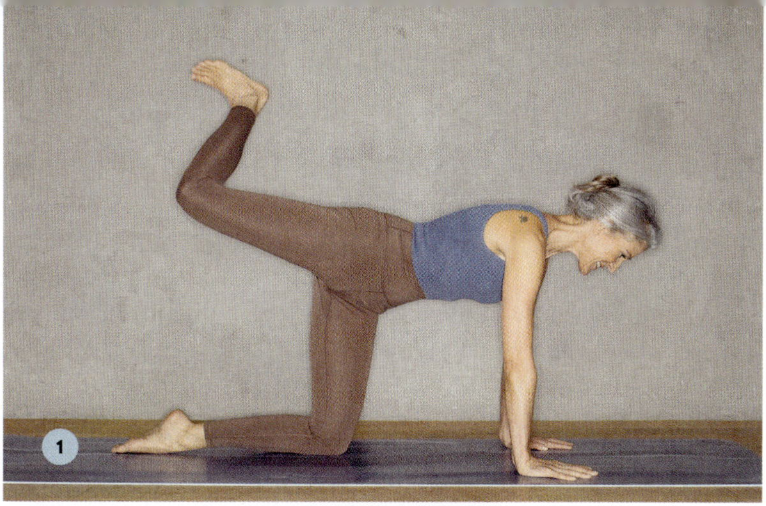
1

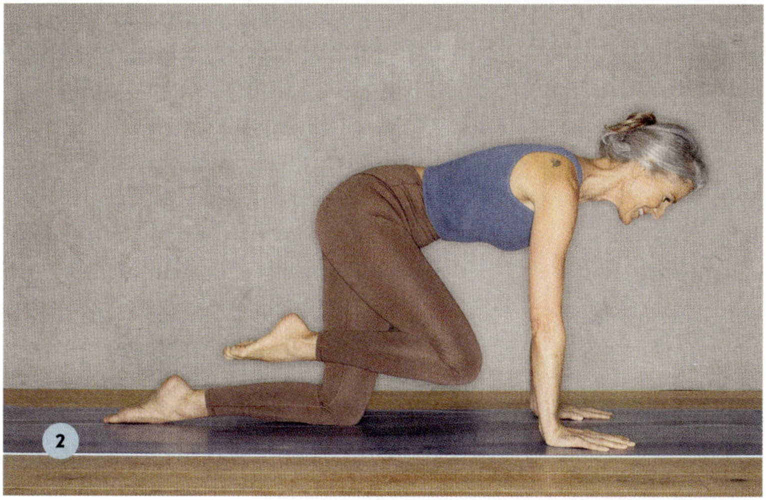
2

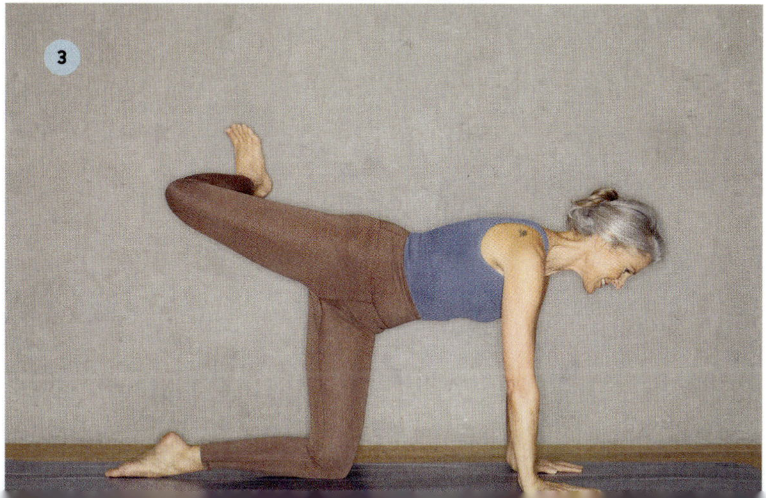
3

90/90-STRETCH

1 Setzen Sie sich auf den Boden und stellen Sie die Beine im 90-Grad-Winkel auf. Die Arme sind nach vorn auf Brusthöhe ausgestreckt. Die Wirbelsäule aufrichten. Das Brustbein nach oben anheben. Die Schulterblätter nach hinten zueinanderziehen.

2 Beide Knie nun nach rechts drehen. Das rechte Bein rotiert nach außen – die Beinaußenseite berührt den Boden. Das linke Bein rotiert nach innen – die Beininnenseite berührt den Boden. Das Knie des oberen Beins berührt in etwa die Ferse des unteren Beins. (1)

3 Danach geht es über die Mitte zurück zur anderen Seite. Die Wirbelsäule stets aufrecht und stabil halten. Im Wechsel von einer Seite zur anderen bewegen. Immer ein Stück weiter nach außen kommen.

→ *12- bis 15-mal zu jeder Seite, 10 bis 20 Sekunden Pause und eine zweite Runde.*

Wirkung

+ Diese Übung hilft bei Bewegungseinschränkungen der Hüfte und Verspannungen im unteren Rücken oder Gesäß.

Tipp

Versuchen Sie den Oberkörper möglichst aufrecht zu halten. Ist das anfangs zu schwer, können Sie die Hände hinter dem Gesäß abstützen. Wenn Ihre Beweglichkeit noch eingeschränkt ist, legen Sie ein zusammengerolltes Handtuch unter die Gesäßseite, auf der das meiste Gewicht lastet. Dadurch wird das Becken angehoben und Sie können den Oberkörper leichter gerade halten.
Ein Zwicken und Zwacken ist bei den ersten Ausführungen normal. Wer regelmäßig trainiert, wird schnell Fortschritte machen. Sollten Sie jedoch Schmerzen spüren, beenden Sie grundsätzlich die Übungen. Hören Sie auf Ihren Körper.

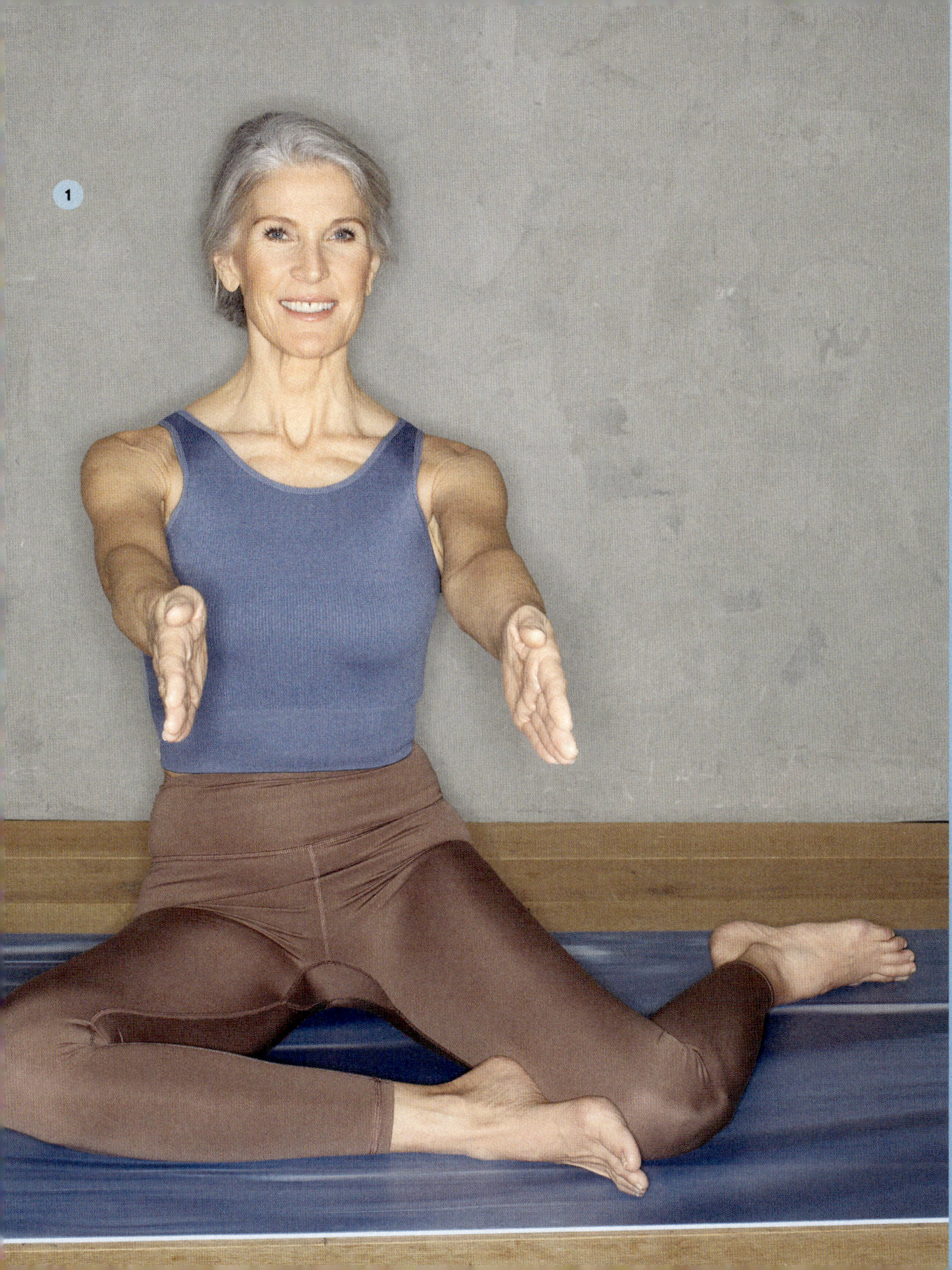
1

TAUBE

1. Begeben Sie sich in den Vierfüßlerstand. Verlagern Sie das Gewicht auf die Hände und ziehen Sie das linke Knie nach vorn zum linken Handgelenk. Den linken Fuß auf der rechten Seite der Matte ablegen, der Unterschenkel legt sich diagonal vor den Rumpf. Das Knie sollte sich in einer Linie mit der Brust befinden.
2. Das rechte Bein nach hinten strecken. Den Fußrücken flach ablegen. Beide Hüftknochen befinden sich auf einer Höhe.
3. Während Sie nun mit den Händen langsam vorwärts wandern, den Oberkörper so weit wie möglich über dem vorderen Bein ablegen. (1)
4. Fortgeschrittene können sich auf den Unterarmen abstützen und den Kopf entspannt auf den Händen ablegen.
5. Verändern Sie die Dehnung, indem Sie den Fuß weiter nach außen oder weiter zum Oberschenkel heran schieben.
6. Die Position für mindestens 10 Sekunden halten. Hüfte und Oberkörper weit in Richtung Boden führen.
7. Nach oben kommen, die Arme kurz nach oben strecken, die Beine dann wieder nebeneinander bringen.

→ *2- bis 3-mal zu jeder Seite, dazwischen 20 Sekunden Pause.*

Wirkung

+ Diese Haltung hilft, Ihre Hüftgelenke und die umliegende Stützmuskulatur zu öffnen.
+ Damit wird Muskelschmerzen im Beckenbereich vorgebeugt, die Ihre Beweglichkeit einschränken und Kraft kosten.

Tipp

Vorsicht bei Knieproblemen. Je größer der Winkel im vorderen Knie, desto intensiver ist die Belastung und die Dehnung im Knie, aber auch im Gesäß zu spüren. Bei Beschwerden halten Sie den Winkel klein.
Zum Einstieg können Sie sich auf ein Kissen oder einen Klotz setzen. Für noch mehr Spannung können Sie Ihre Arme nach vorn strecken, den Oberkörper weiter absenken und die Stirn auf dem Boden ablegen. Wenn Sie die Dehnung noch intensiver machen möchten, legen Sie Ihren Oberkörper abwechselnd vorn zur Mitte, nach rechts und nach links ab.

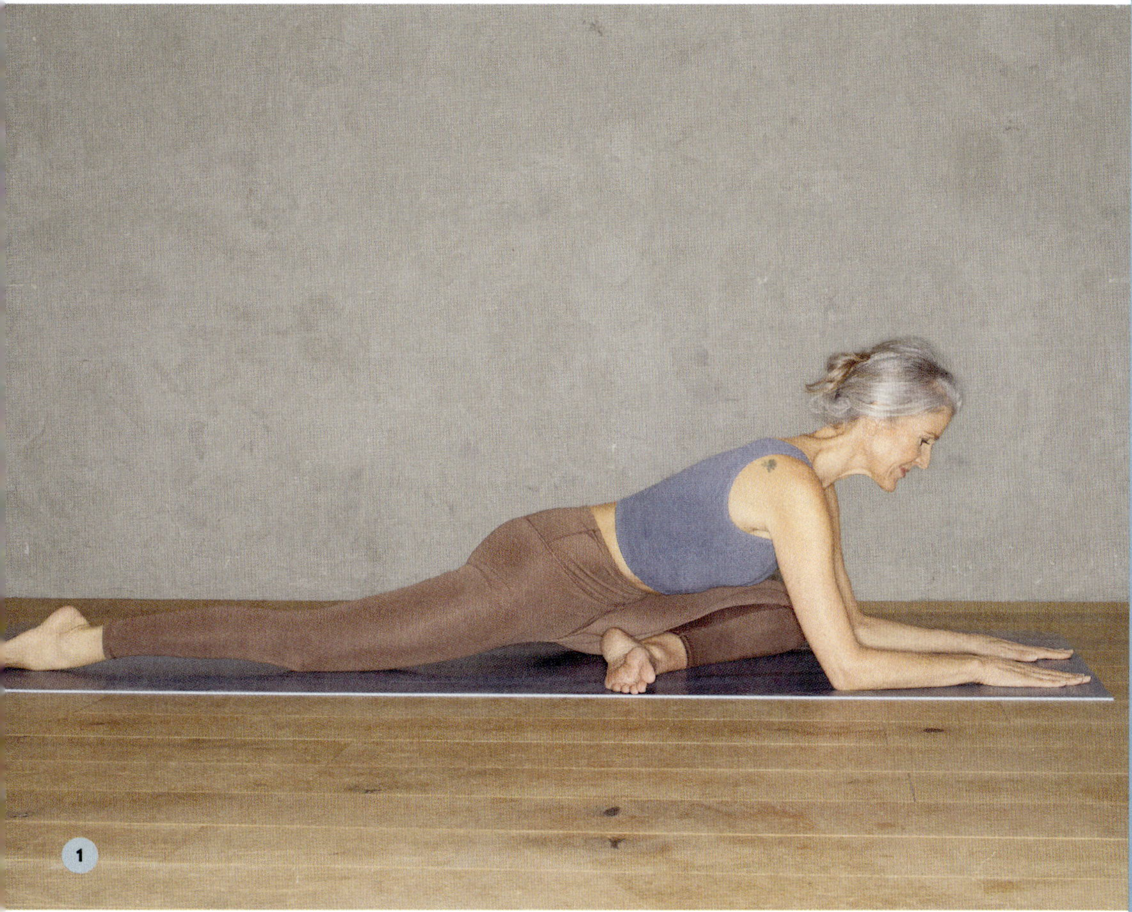

TIEFE HOCKE

1. Nehmen Sie einen schulterbreiten Stand ein. Die Füße leicht nach außen rotiert.
2. Mit geraden Rücken gehen Sie nun in die tiefe Hocke, indem Sie das Gesäß nach hinten schieben. Stellen Sie sich vor, Sie würden sich auf einen Stuhl setzen. Positionieren Sie sich so, dass Sie möglichst tief kommen. Die Oberschenkelrückseiten sollten die Waden berühren.
3. Das Brustbein bleibt angehoben, die Handflächen können Sie aneinander legen und die Ellbogen gegen die Oberschenkelinnenseite pressen, um Ihre Knie weiter nach außen zu schieben. Ihre Füße sollten Kontakt zum Boden halten. (1)
4. Wenn nötig, können Sie den Abstand Ihrer Füße anpassen. Bei der tiefen Hocke ist die Standbreite abhängig von der Beweglichkeit Ihrer Hüfte. Sollte diese noch nicht so weit ausgeprägt sein, nehmen Sie einen eher breiten Stand ein.

→ *60 Sekunden halten, 10 bis 20 Sekunden Pause und ein zweites Mal.*

Wirkung

+ Die tiefe Hocke ist eine der natürlichsten Positionen. Hüfte, Knie- und Sprunggelenke werden über ihren größtmöglichen Bewegungsbereich geführt.
+ Wichtig für eine gute Hüftmobilität, aber auch für die Beweglichkeit in den Sprunggelenken.
+ Sie erwirken, nutzen oder erhalten den vollen Bewegungsradius im Kniegelenk und verbessern die Kniestabilität.

Tipp

Dies ist die Königin der Übungen! Keine andere verbessert muskuläre Balance, Kraft und Beweglichkeit so sehr. Das liegt daran, dass bei der tiefen Hocke über 400 Muskeln beansprucht werden. Nicht tief genug zu gehen ist oft einer der Hauptfehler. Sollten Ihre Fersen vom Boden abheben, versuchen Sie, sie allmählich im Laufe von Tagen oder Wochen auf den Boden zu bringen. Oder Sie stellen Ihre Fersen auf eine Erhöhung von einigen Zentimetern.
Für mehr Intensität stützen Sie eine Hand vor sich am Boden ab und drücken mit dem Oberarm das Bein weiter nach außen. Den anderen Arm strecken Sie nach oben. (2)

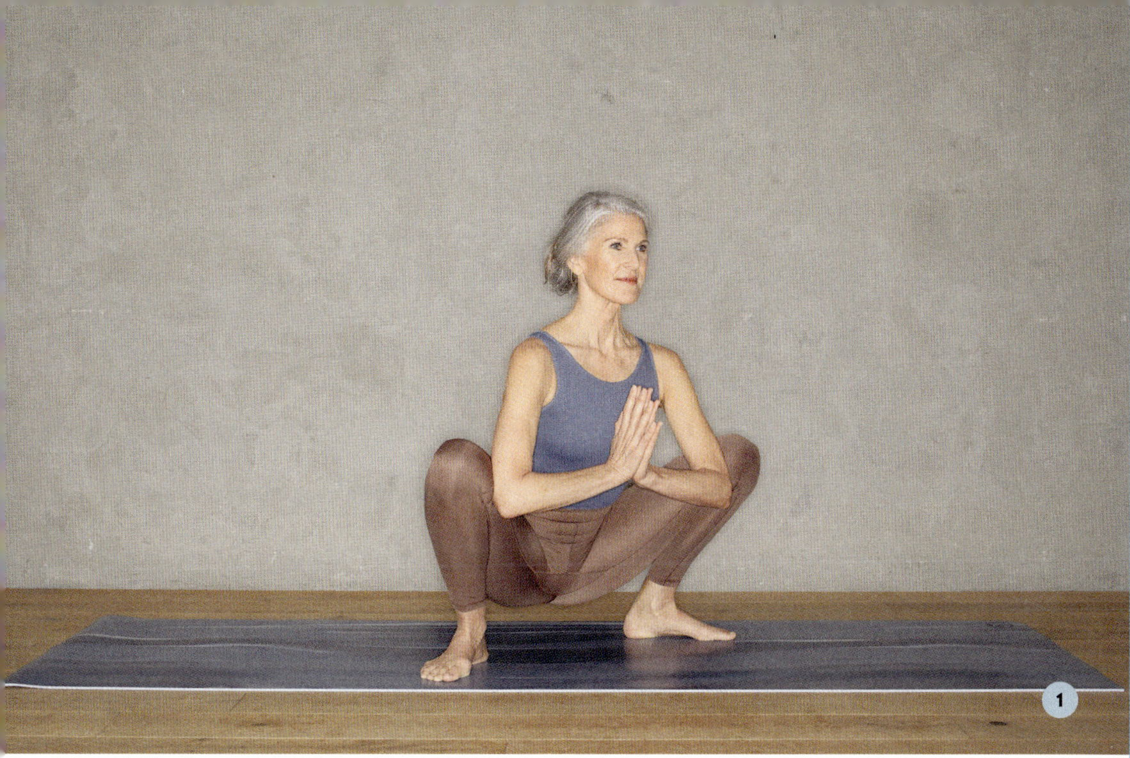
1

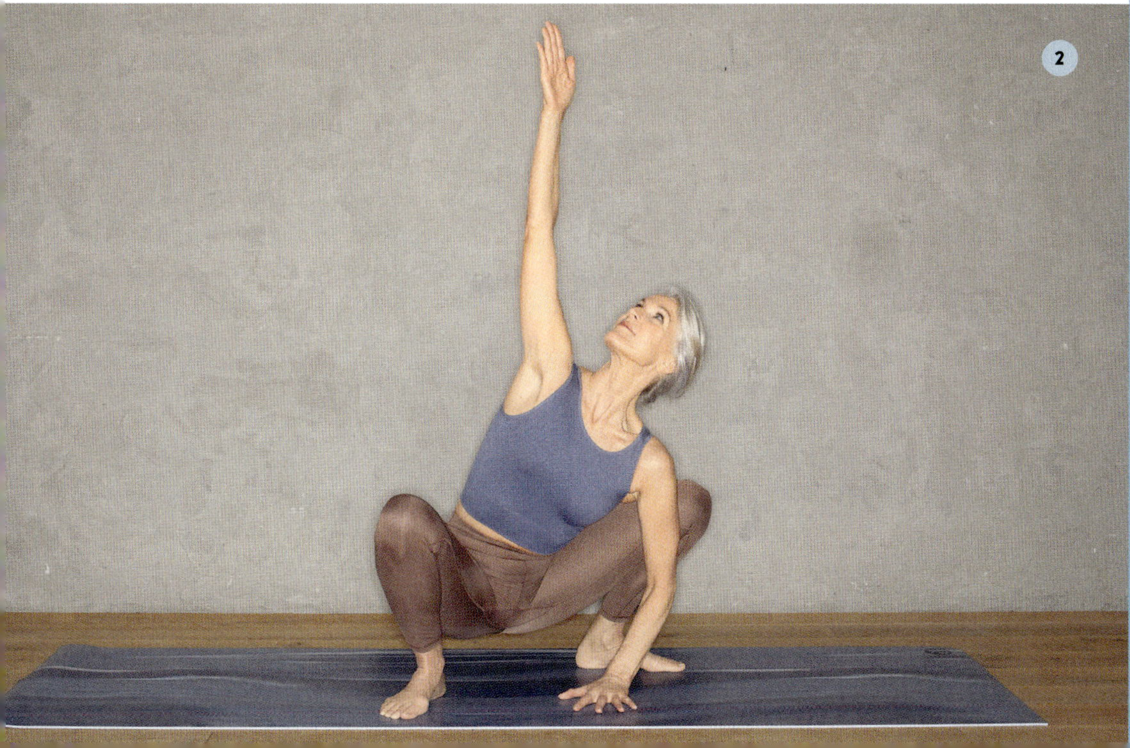
2

KOSAKEN-KNIEBEUGE

1 Nehmen Sie einen weiten Stand mit der zwei- bis zweieinhalbfachen Schulterbreite ein, die Zehenspitzen zeigen leicht nach außen.

2 Verschränken Sie die Hände vor der Brust oder heben Sie die Arme gestreckt nach vorn, so können Sie ein Vorverlagern des Oberkörpers vermeiden.

3 Jetzt schieben Sie Ihr rechtes Knie so weit wie möglich nach außen und beugen sich gleichzeitig mit aufrechtem Oberkörper nach unten. Ihr rechter Fuß bleibt mit der ganzen Sohle am Boden. Das linke Bein bleibt gestreckt, der linke Fuß ist angezogen und zeigt nach oben. (1)

4 Für 1 bis 2 Sekunden halten, dann drücken Sie sich wieder hoch in die Ausgangsposition und wiederholen die Bewegung auf der anderen Seite.

→ *10- bis 15-mal zu jeder Seite, 10 bis 20 Sekunden Pause und eine zweite Runde.*

Wirkung

+ Bei dieser Übung steht die Kräftigung und Mobilisierung der Beingelenke im Vordergrund. Sie aktivieren die großen Muskelgruppen, die Becken und Hüfte stützen.
+ Für eine optimale Ausführung sollte bereits eine gute Beweglichkeit in den Hüft- und Sprunggelenken vorhanden sein.

Tipp

Sollten Sie das Gleichgewicht nicht halten können, stützen Sie sich mit den Händen am Boden ab und heben die Ferse des gestreckten Beins an. Als Einstiegsvariation legen Sie den Unterarm der gerade aktiven Seite auf dem Oberschenkel ab. Fortgeschrittene wechseln in der tiefen Position von einer Seite zur anderen. Legen Sie dafür Ihre Hände auf der Seite, auf die Sie wechseln wollen, ab und ziehen Sie sich damit rüber. Das Gesäß bleibt tief. Beim Wechsel drehen Sie Ihre Hände entsprechend mit.

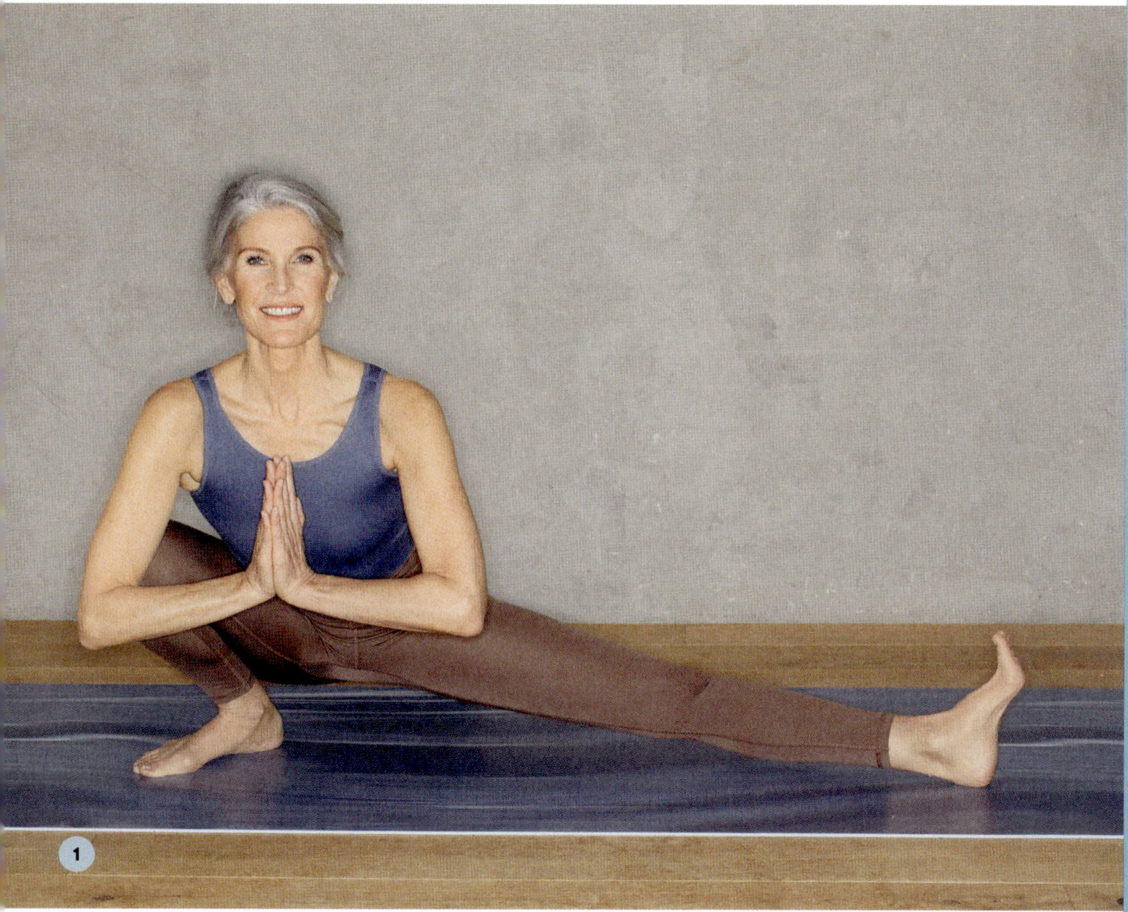

1

AUSFALLSCHRITT ÜBER KREUZ

1 Stellen Sie sich mit schulterbreit geöffneten Füßen hin und führen Sie die Arme vor dem Körper etwa auf Brusthöhe zusammen.
2 Die Bauchmuskulatur anspannen und den Rumpf stabilisieren. Dann mit rechts einen Überkreuz-Ausfallschritt nach links ausführen. Den rechten Fuß absetzen und in die Knie gehen, sodass das linke Knie fast den Boden berührt. Halten Sie den Oberkörper aufrecht und lassen Sie ihn nicht zur Seite kippen. (1)
3 In den aufrechten Stand zurückkehren, indem Sie die Beine wieder strecken, den linken Fuß anheben und in schulterbreiter Entfernung neben den rechten setzen.
4 Ohne Pause einen Überkreuz-Ausfallschritt nach rechts ausführen.

→ *15- bis 20-mal zu jeder Seite, 10 bis 20 Sekunden Pause und ein zweier Satz.*

Wirkung

+ Diese Übung aktiviert alle auf das Hüftgelenk wirkenden Muskelgruppen.
+ Alle physiologisch möglichen Bewegungsrichtungen der Hüfte werden trainiert.
+ Die Beinmuskulatur wird umfassend angesprochen.

Tipp

Halten Sie die Knie stets auf der jeweiligen Beinachse – sie sollten immer in Richtung des Fußes zeigen. Lassen Sie das Knie des Standbeins nicht nach innen wandern.

1

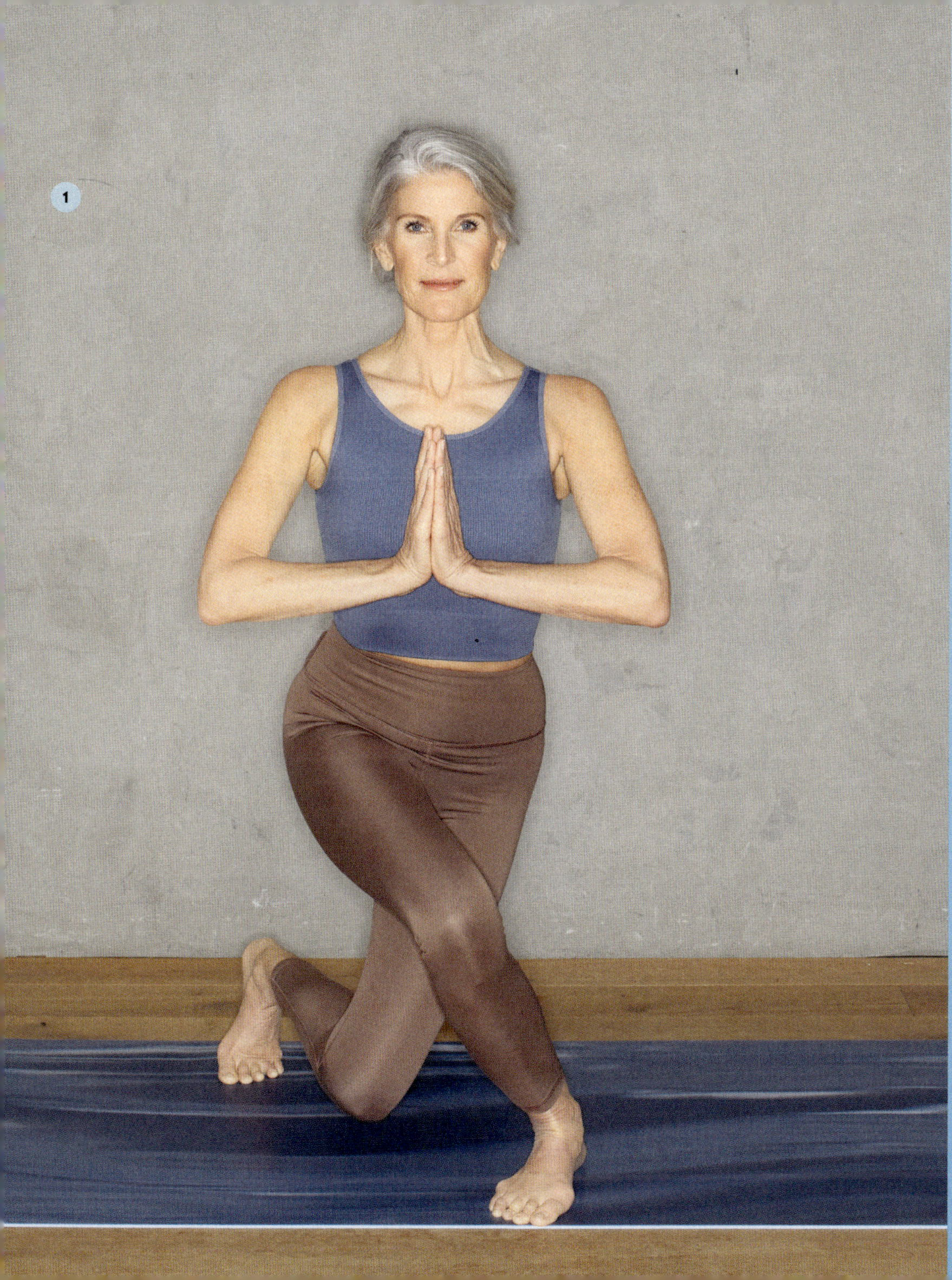

SUMO SQUAT TO STAND

1 Stellen Sie sich in einen schulterbreiten aufrechten Stand. Die Füße leicht nach außen gedreht.
2 Jetzt das Gesäß nach hinten schieben und unter die Fußspitzen greifen. Das Gesäß nach unten führen, bis die Oberschenkelrückseiten an den Waden liegen. Die Fersen haben Bodenkontakt. (1)
3 Die Brust rausdrücken und den Po bewusst nach hinten rausschieben, um mehr Geschmeidigkeit in Ihrer Oberschenkelrückseite, den Fußgelenken, der Lendenwirbelsäule und der unteren Rückenpartie zu bekommen. Versuchen Sie den Rücken gerade zu lassen.
4 Halten Sie Ihren Oberkörper so weit wie möglich nach vorn geneigt. (2)
5 Fühlen Sie den Zug für ein paar Sekunden, dann geht es zurück in die Hockposition.

→ *10- bis 12-mal, 10 bis 20 Sekunden Pause und eine zweite Runde.*

Wirkung

+ Die Übung ist ein guter Ausgleich zu einer sitzenden Tätigkeit und eine schöne Vorbereitung für das weitere sportliche Training.
+ Sie aktiviert die innere Oberschenkelmuskulatur deutlich stärker als andere Übungen.

Tipp

Der gesamte Bewegungsablauf sollte kontrolliert geübt werden. Machen Sie nichts ruckartig oder zu schnell.

ÜBRIGENS: ALTE MUSKELN GIBT ES NICHT

Muskelzellen erneuern sich fortlaufend. Ein Fünfzigjähriger kann beim Krafttraining qualitativ wie quantitativ dieselben Trainingseffekte erzielen wie ein Zwanzigjähriger. Ausreden wie »Ich bin schon zu alt dafür« haben daher keine Gültigkeit. Es lohnt sich immer, dranzubleiben!

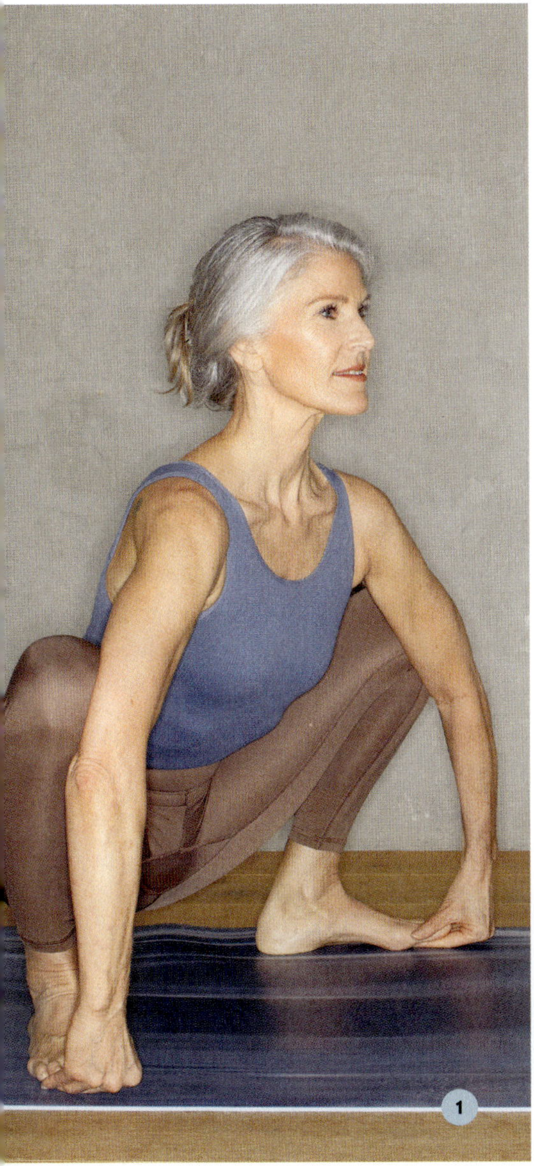
1

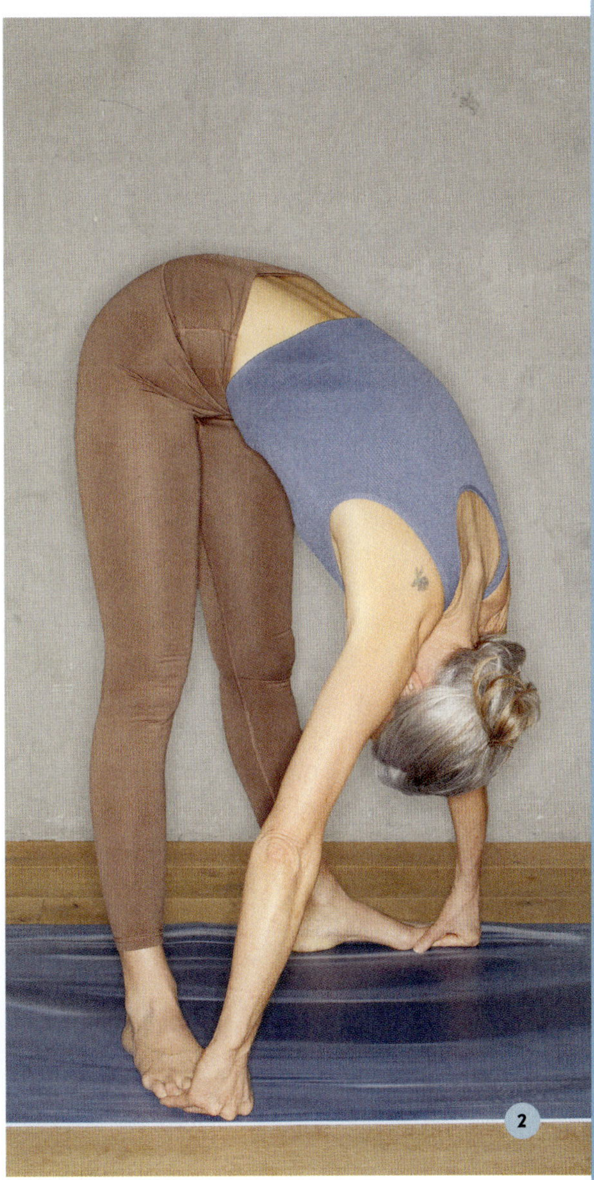
2

Kombinationen von Kopf bis Fuß

Ein Muskel ist nur so beweglich wie die gesamte funktionelle Bewegungskette, der er angehört. Daher finden Sie auf den folgenden Seiten zahlreiche Ganzkörperübungen, die möglichst viele Muskeln gleichzeitig miteinbeziehen. Diese Übungen verbessern nicht nur den Bewegungsspielraum der einzelnen Körperpartien, Ihren Gleichgewichtssinn und die Fähigkeit, sich im Raum zu orientieren, sondern auch Ihre Bewegungsintelligenz insgesamt.

GEHENDER HUND

1 Kommen Sie in den Vierfüßlerstand. Die Hände sind unter den Schultern abgesetzt, die Knie hüftweit geöffnet. Der Blick geht nach unten auf die Matte. Die Zehen sind aufgestellt.

2 Strecken Sie das Gesäß weit nach hinten oben, sodass Oberkörper und Beine ein umgedrehtes V bilden.

3 Machen Sie die Beine und Arme lang. Drücken Sie sich aus den Schultern hoch. Der Kopf ruht zwischen den Armen. Pressen Sie Hände und Füße in die Matte. Schieben Sie die Sitzbeine weiter nach oben und das Brustbein in Richtung Knie. Der Nacken bleibt entspannt.

4 Aktivieren Sie die Bauchmuskulatur, drücken Sie die Wirbelsäule durch und richten Sie Ihren Blick zu den Beinen.

5 Beginnen Sie nun, die Beine im Wechsel zu beugen und zu strecken. Die Fersen abwechselnd nach unten in die Matte schieben und anheben. (1)

→ *30 Sekunden lang gehen, 20 Sekunden Pause und eine zweite Runde.*

Wirkung

+ Diese klassische Yogaübung verbessert die Beweglichkeit des gesamten Körpers und verleiht Ihnen neue Energie.

Tipp

Pressen Sie beim »Gehen« die jeweils nach unten ziehende Ferse aktiv in den Boden.

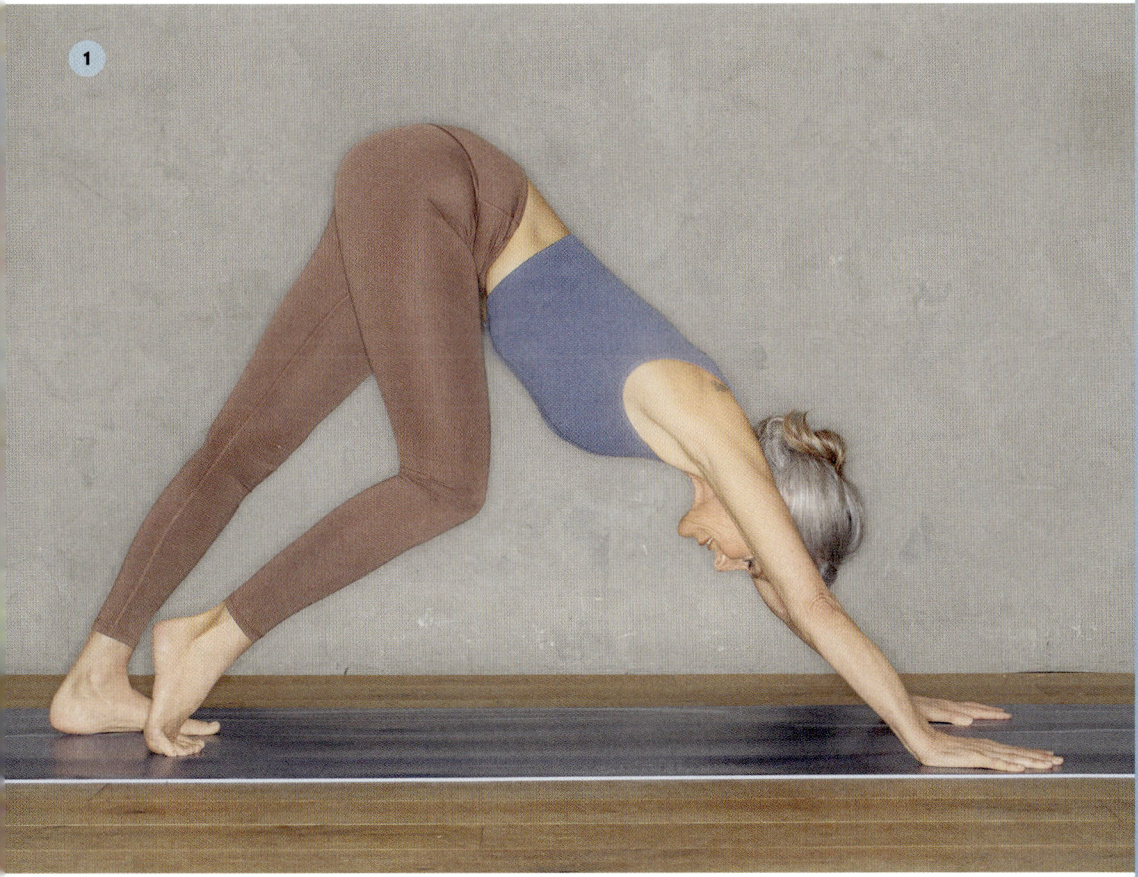
1

DREHSITZ-VARIANTE

1 Sie sitzen aufrecht, Ihr rechtes Bein ist vor Ihnen aufgestellt. Ihr linkes Bein ist angewinkelt auf der Matte abgelegt.
2 Legen Sie dann Ihren rechten Arm gegen Ihr rechtes Knie und drücken Sie es mit dem Arm in die Außenrotation.
3 Mit der linken Hand stützen Sie sich hinter Ihrem Gesäß ab, um das Gleichgewicht zu halten. Heben Sie das Brustbein an und drehen Sie sich mit aufgerichteter Brustwirbelsäule nach links. (1)
4 Den Rücken dabei lang machen und den Scheitel zum Himmel schieben. Der Kopf und der Blick folgen der Bewegung nach links hinten.
5 Die Spannung mehrmals kurz lösen, um sich erneut in die Oberkörperrotation hineinzubegeben und die Bewegung in der Brustwirbelsäule zu vergrößern.

→ *10- bis 12-mal auf jeder Seite, 10 bis 20 Sekunden Pause und eine zweite Runde.*

Wirkung

+ Mit dieser Mobility-Übung aktiven Sie effektiv den unteren Rücken, die Hüfte und Ihre Rumpfmuskulatur.

Tipp

Vertiefen Sie mit jeder Ausatmung die Spannung und drehen Sie bei Bedarf den Kopf noch weiter nach hinten. Ihr Kinn bleibt dabei angehoben.

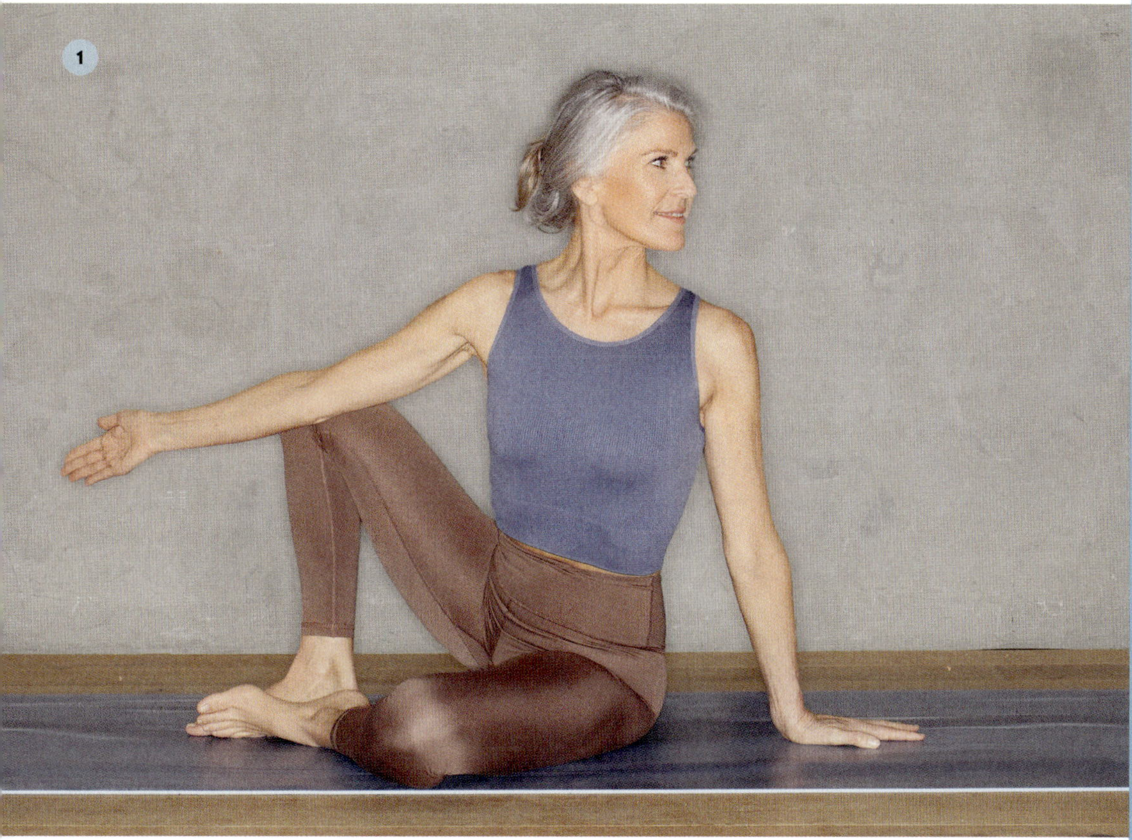

HANDLAUF

1 Stellen Sie sich aufrecht und etwa hüftbreit hin.

2 Beugen Sie sich aus der Hüfte mit dem Oberkörper nach vorn, bis Sie mit den Händen komplett auf dem Boden aufkommen. Die Beine bleiben so weit gestreckt wie möglich. In Abhängigkeit von Ihrer Mobilität müssen Sie Ihren Körperschwerpunkt eventuell nach vorn verlagern und die Kniegelenke etwas beugen. (1)

3 Mit gestreckten Armen und Beinen sowie einer angespannten Bauchmuskulatur bewegen Sie sich langsam und in kleinen Schritten mit den Händen vorwärts. Die Füße bleiben fest am Boden.

4 Laufen Sie weiter, bis Sie im Liegestütz angekommen sind. Halten Sie die Position für 2 bis 3 Atemzüge. Die Füße bleiben in der Ausgangsposition, nur die Fersen heben vom Boden ab. (2)

5 Nun geht's zurück in die Startposition, indem sich die Hände wieder den Füßen nähern.

→ *6- bis 8-mal, 10 bis 20 Sekunden Pause und eine zweite Runde.*

Wirkung

+ Diese Übung fordert Ihre gesamte Muskulatur, insbesondere die Core- und Schulterstabilität.
+ Der Handlauf dehnt die Beinrückseite, die Waden und die Muskeln der unteren Rückenpartie.

Tipp

Leichter wird es mit gebeugten Knien. Achten Sie zum Einstieg daher nicht zu sehr auf die gestreckten Beine, sondern bewegen Sie sich so, dass Sie den Ablauf gut durchführen können. Wenn Sie wollen, führen Sie in der gestreckten Position 2 bis 3 kontrollierte Liegestütze aus. Und was Sie mit etwas Übung auch probieren können: Laufen Sie in der Waagerechten so weit nach vorn über den Liegestütz hinaus, wie Sie es über die Spannung in Ihrer Rumpfmuskulatur halten können.

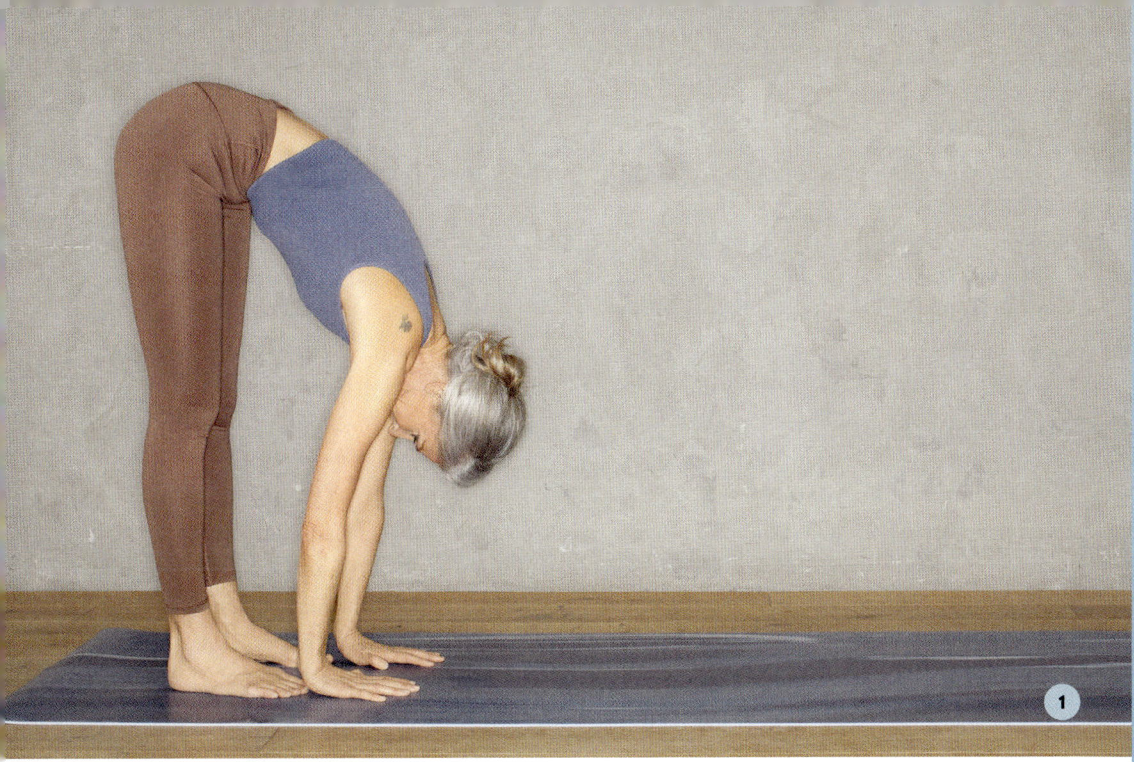

1

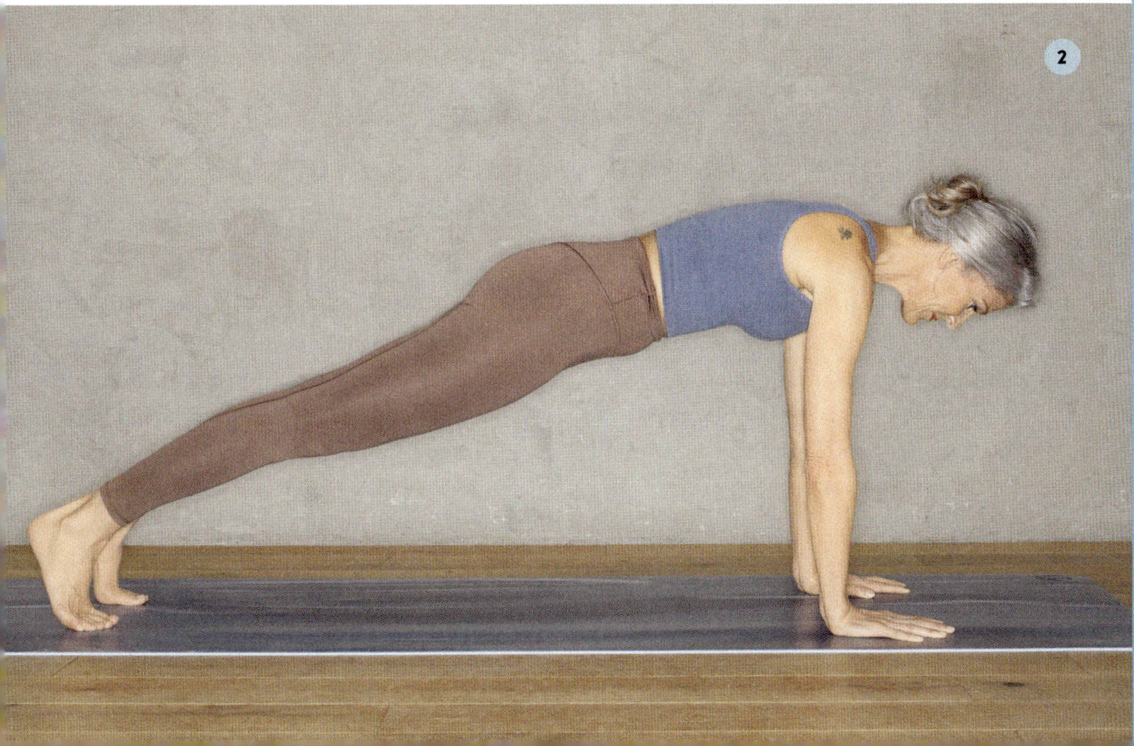

2

HUND-KOBRA-KOMBINATION

1 Kommen Sie in den Liegestütz. Die Hände unter die Schultern positionieren. Rumpf und Gesäß so anspannen, dass der gesamte Körper von Kopf bis Fuß eine gerade Linie bildet. Der Blick geht nach unten zur Matte.

2 Nun das Becken absenken und ebenso wie die Beine und Füße auf dem Boden ablegen. Hände bleiben aufgestützt. Den Oberkörper so weit wie möglich nach oben und hinten strecken. Der Blick ist nach vorn gerichtet, die Arme bleiben gestreckt, sodass Ihr Körper (wie der einer Kobra) eine nach oben zeigende Kurve bildet. (1)

3 Jetzt mit den Händen abdrücken, den Oberkörper wieder etwas nach vorn nehmen, die Füße aufstellen, Rumpfspannung aufbauen, die Beine vom Boden lösen und das Gesäß so weit wie möglich nach hinten und oben strecken. Ober- und Unterkörper bilden ein umgekehrtes V. (2)

4 Die Fersen schieben nach unten und außen. Die Beine lang strecken und das Brustbein in Richtung Knie schieben. Der Nacken ist entspannt, Schulterblätter zusammenziehen.

5 Kommen Sie zurück in die Kobra und bewegen Sie sich in einem fließenden Wechsel zwischen den beiden Position hin und her.

→ *10- bis 12-mal, 10 bis 20 Sekunden Pause und eine zweite Runde.*

Wirkung

+ Dieser Bewegungsablauf hilft besonders gut bei allgemeinen Rückenbeschwerden und auch bei Einschränkungen der vorderen Muskelkette. Dazu gehören etwa die geraden Bauch- und Oberschenkelmuskeln und auch die Halsmuskulatur.

Tipp

Ihr Gesäß gibt während der Übung die Bewegungsrichtung vor – es geht nach unten für die Kobra und zieht nach oben für den Herabschauenden Hund. Zehen und Hände berühren während der gesamten Abfolge den Boden.

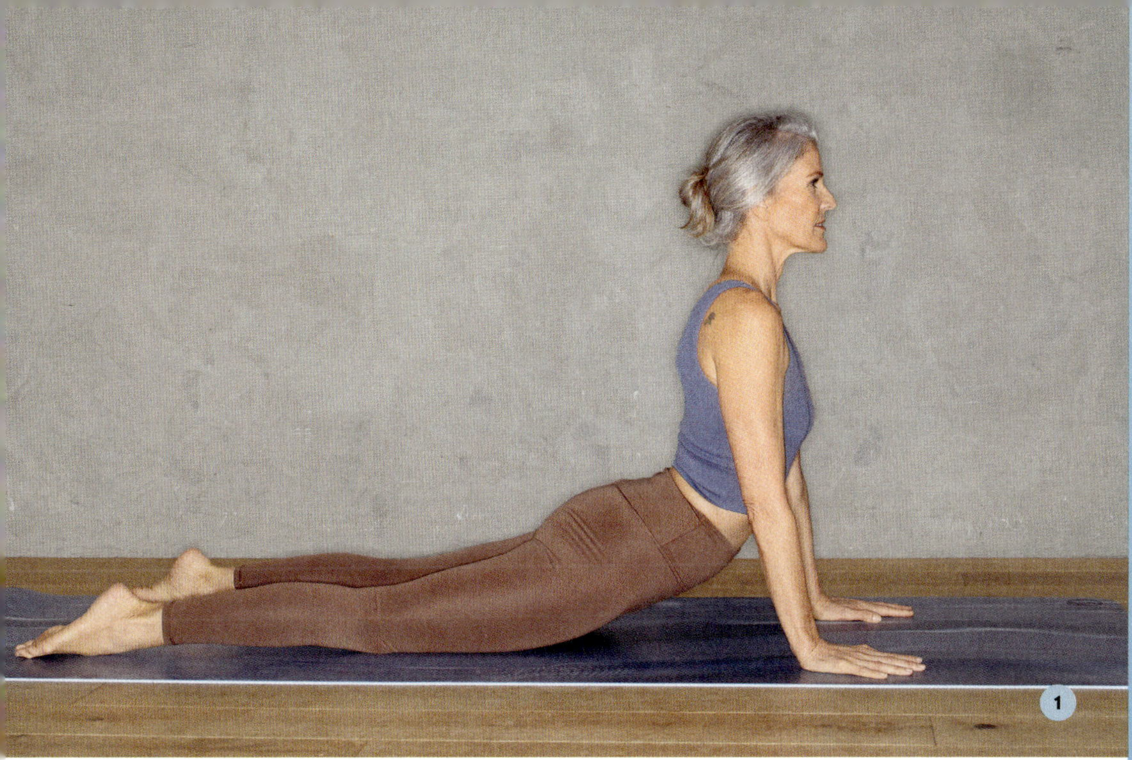
1

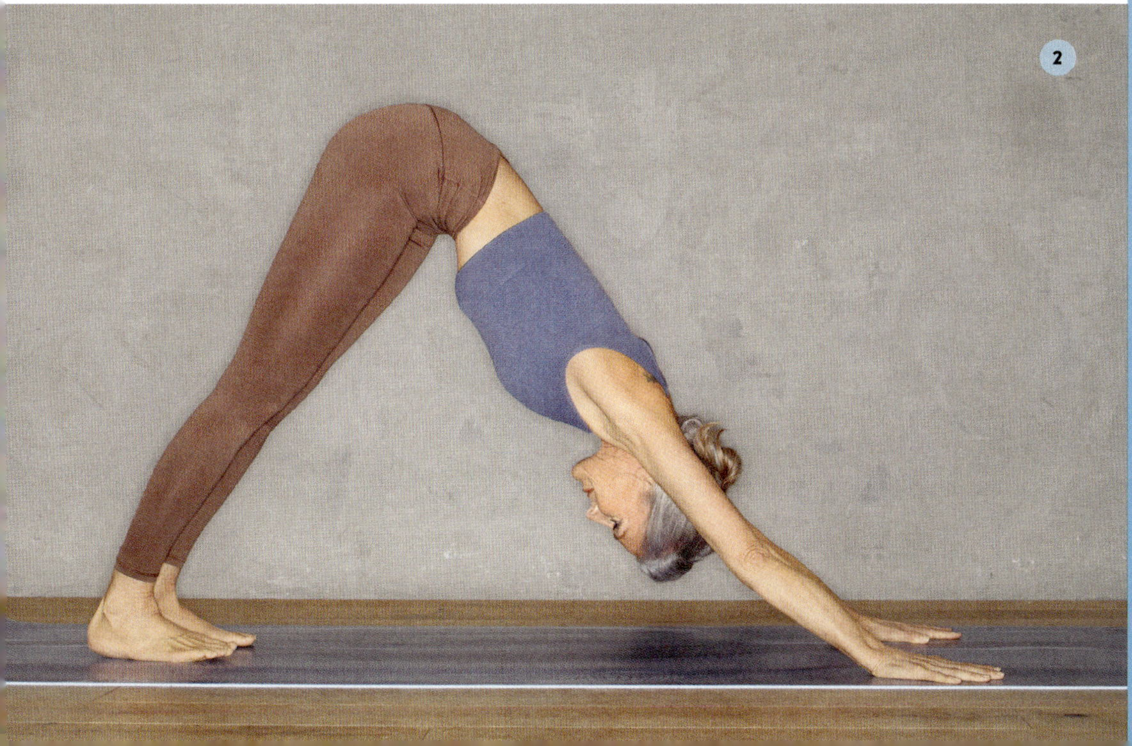
2

AUSFALLSCHRITT-KOMBI

1 Machen Sie mit dem rechten Fuß einen Schritt nach vorn, genau so weit, dass sich der Unterschenkel senkrecht über Ihrem Sprunggelenk befindet. Das Knie ist um 90 Grad angewinkelt, das Gewicht auf der Ferse. Ihr linkes Knie ist unter der Hüfte gebeugt. Die Zehen beider Füße zeigen nach vorn. Heben Sie die Arme gestreckt bis auf Brusthöhe nach vorn, bis sie parallel zum Boden sind. Die Handflächen zeigen dabei zueinander.

2 Heben Sie jetzt Ihre Hände zur Decke, die Arme sind neben den Ohren. Strecken Sie das hintere Bein und senken Sie Ihr Becken dabei weiter ab. Beim Nachvorngehen die Hüfte nach vorn und außen schieben, um die Dehnung zu verstärken. Machen Sie sich ganz lang. (1)

3 Verharren Sie einige Atemzüge in dieser Position und kehren Sie dann in die Ausgangsstellung zurück: Schieben Sie sich mit dem Gesäß nach hinten, sodass das vordere Bein gestreckt wird. Vorn die Ferse aufstellen und die Zehen zum Schienbein heranziehen.

4 Mit geradem Oberkörper aus der Hüfte nach vorn neigen. Die Wirbelsäule immer wieder bewusst lang strecken. (2)

5 Zwei bis drei Atemzüge die Spannung halten und zurück nach oben kommen.

→ *8- bis 10-mal zu jeder Seite, 10 bis 20 Sekunden Pause und eine zweite Runde.*

Wirkung

+ Hier erreichen Sie die Tiefenmuskulatur der Hüfte und öffnen die Vorder- und Rückseite des Beckens.
+ Das Beugen des hinteren Knies mobilisiert den Quadrizeps im vorderen Oberschenkel. Das Strecken der Hüfte verstärkt diesen Effekt.

Tipp

Strecken Sie Arme und Fingerspitzen intensiv nach oben, während Sie gleichzeitig die Schultern nach unten ziehen.

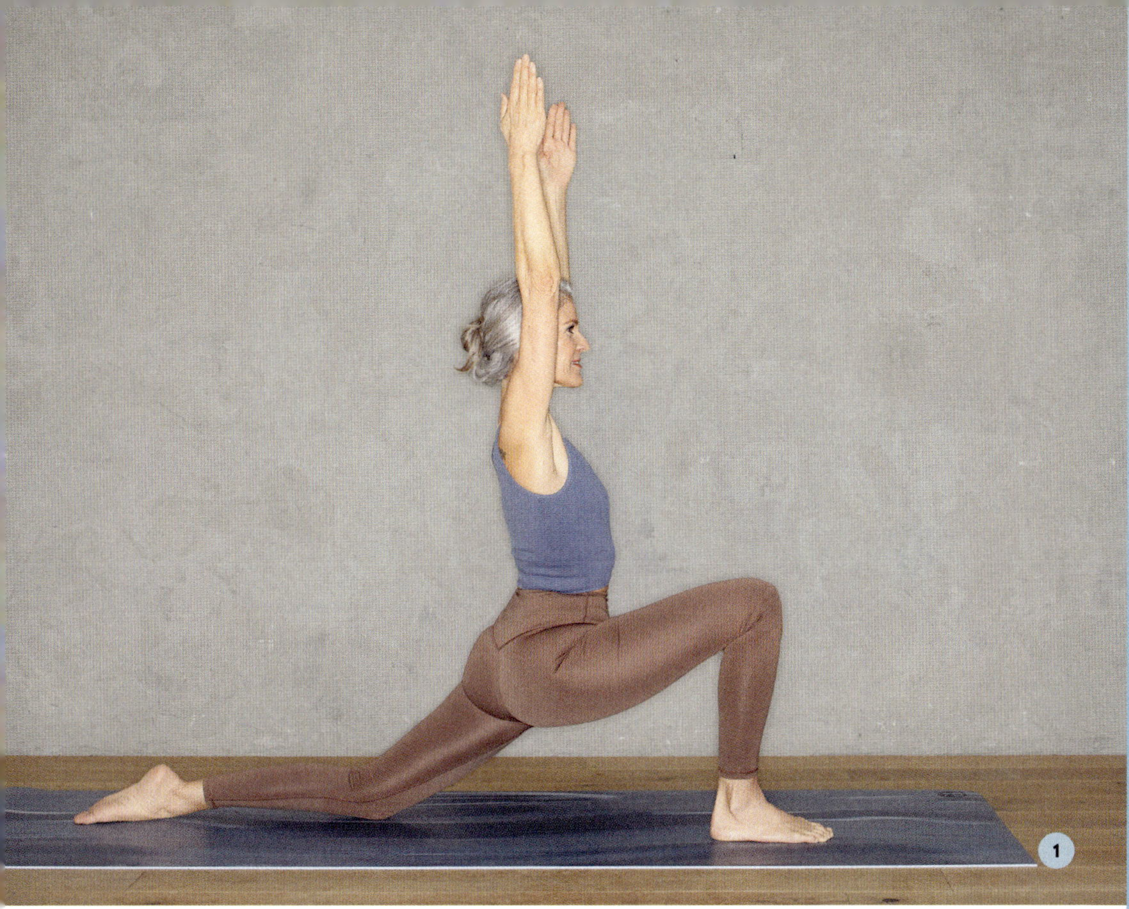
1

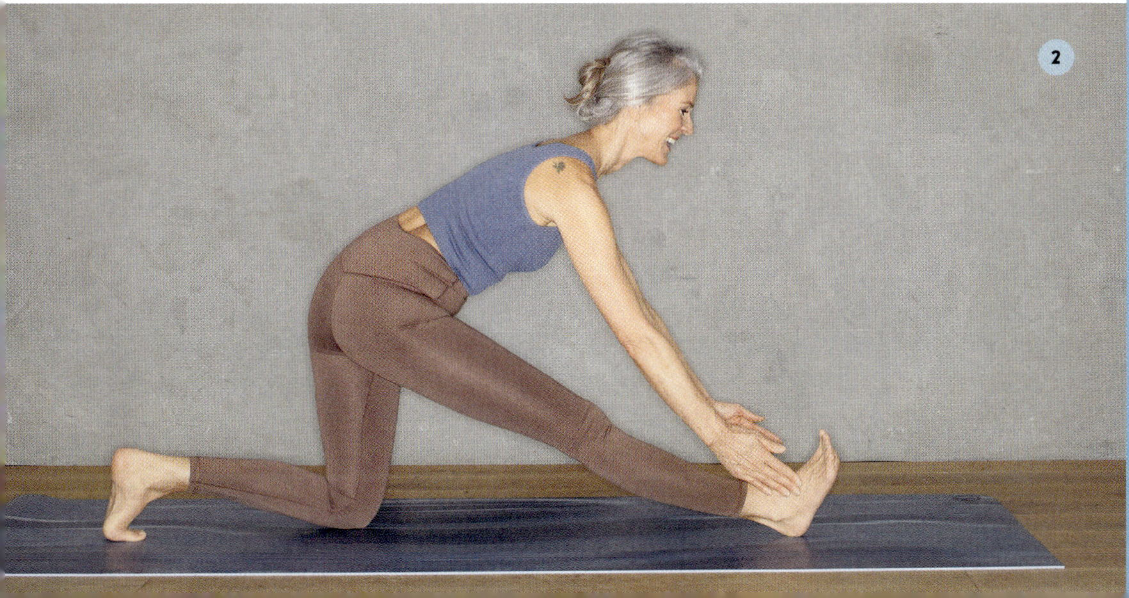
2

TIEFER AUSFALLSCHRITT MIT RUMPFDREHUNG

1 Aus dem aufrechten Stand machen Sie mit dem rechten Bein einen großen Schritt nach vorn und beugen den Oberkörper gerade vor. Das linke Knie bleibt in der Luft.
2 Stützen Sie sich mit beiden Händen links vom vorderen Fuß ab. Arme strecken.
3 Die Position 2 bis 3 Atemzüge halten. Schieben Sie die Hüfte vor, um die Dehnung zu intensivieren. (1)
4 Jetzt drehen Sie den Rumpf nach rechts auf und strecken den rechten Arm senkrecht so weit wie möglich nach oben. Wieder 2 bis 3 Atemzüge halten. (2)
5 Den Rumpf zurückdrehen und versuchen, diesmal den rechten Unterarm auf dem Boden abzusetzen. Legen Sie sich eventuell ein dickes Buch darunter, um es sich leichter zu machen. 4 bis 5 Atemzüge halten. (3)
6 Nun die Spannung langsam auflösen und zur anderen Seite üben. Beenden Sie die Dehnung nie ruckartig.

→ *6- bis 8-mal zu jeder Seite, 10 bis 20 Sekunden Pause und eine zweite Runde.*

Wirkung

+ Eine anspruchsvolle, umfassende Mobilisations- und Dehnübung für den ganzen Körper mit dem Schwerpunkt auf der Hüft-, Beinbeuge-, Waden- und Rumpfmuskulatur.

Tipp

Wenn Sie den Schwierigkeitsgrad steigern möchten, führen Sie aus der Endstellung heraus langsame Bewegungen aus, um die Rotation zu erweitern.

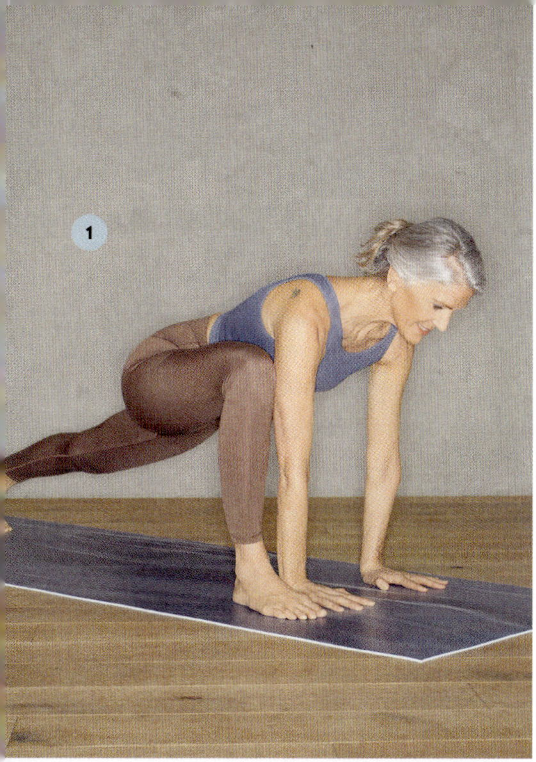
1

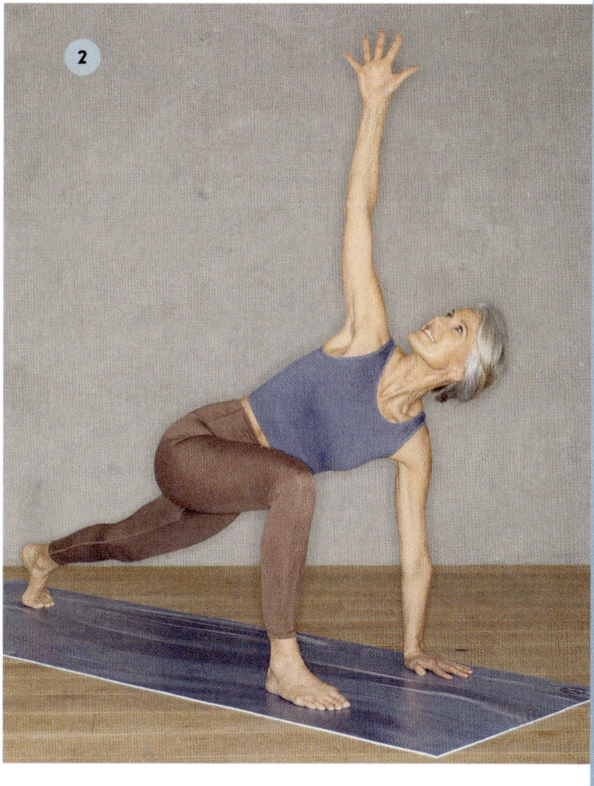
2

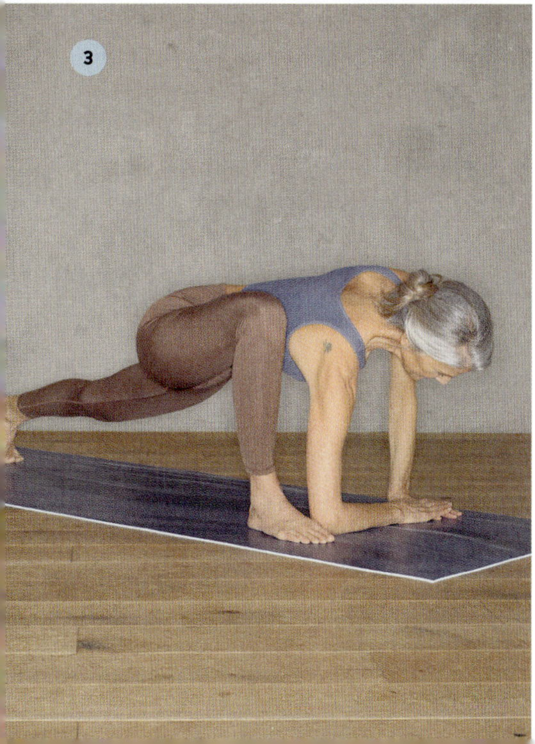
3

AUSFALLSCHRITT MIT OBERKÖRPERDREHUNG

1 Stellen Sie sich aufrecht und hüftbreit hin. Ihre Bauchmuskulatur ist angespannt, die Schultern nach hinten unten gezogen, das Brustbein angehoben. Die Arme seitlich hängen lassen, Blick geradeaus.

2 Mit rechts einen weiten Ausfallschritt nach vorn machen. Das Becken absenken, bis eine deutliche Dehnung des Hüftbeugers zu spüren ist. Der tiefste Punkt ist erreicht, wenn das Knie des hinteren Beins fast den Boden berührt. Ihr Oberkörper bleibt aufrecht. Das vordere Knie steht über dem Sprunggelenk.

3 Nun mit der linken Hand die Außenseite des rechten Oberschenkels greifen und den Oberkörper so weit wie möglich nach rechts drehen. Den rechten Arm strecken Sie nach hinten aus. Ihr Blick folgt dem Arm. (1)

4 Halten Sie die Position 1 bis 2 Atemzüge. Strecken Sie den rechten Arm bewusst und schrauben Sie sich lang.

5 Drücken Sie sich anschließend kraftvoll mit dem vorderen Fuß nach oben und wiederholen Sie die Bewegung zur anderen Seite.

→ *10- bis 12-mal zu jeder Seite, 10 bis 20 Sekunden Pause und eine zweite Runde.*

Wirkung

+ Der Ausfallschritt ist eines der funktionalsten Bewegungsmuster. In der Kombination mit der Rotation des Oberkörpers werden Rumpf, Rücken, Schulter und Beine in ihrer Kraft und Beweglichkeit trainiert.
+ Insbesondere die Mobilität der Wirbelsäule steht hier im Vordergrund.
+ Das Gleichgewicht wird verbessert.

Tipp

Sobald die Übung sicher und stabil ausgeführt werden kann, können Sie den Ausfallschritt vergrößern. Beweglichkeit und Koordination werden zudem weiter gefordert, wenn Sie aus dem Ausfallschritt heraus den Oberkörper nach rechts drehen und mit der rechten Hand zum linken Fuß gehen. Ihr Blick folgt der rechten Hand. Der linke Arm zeigt zur Decke.

1

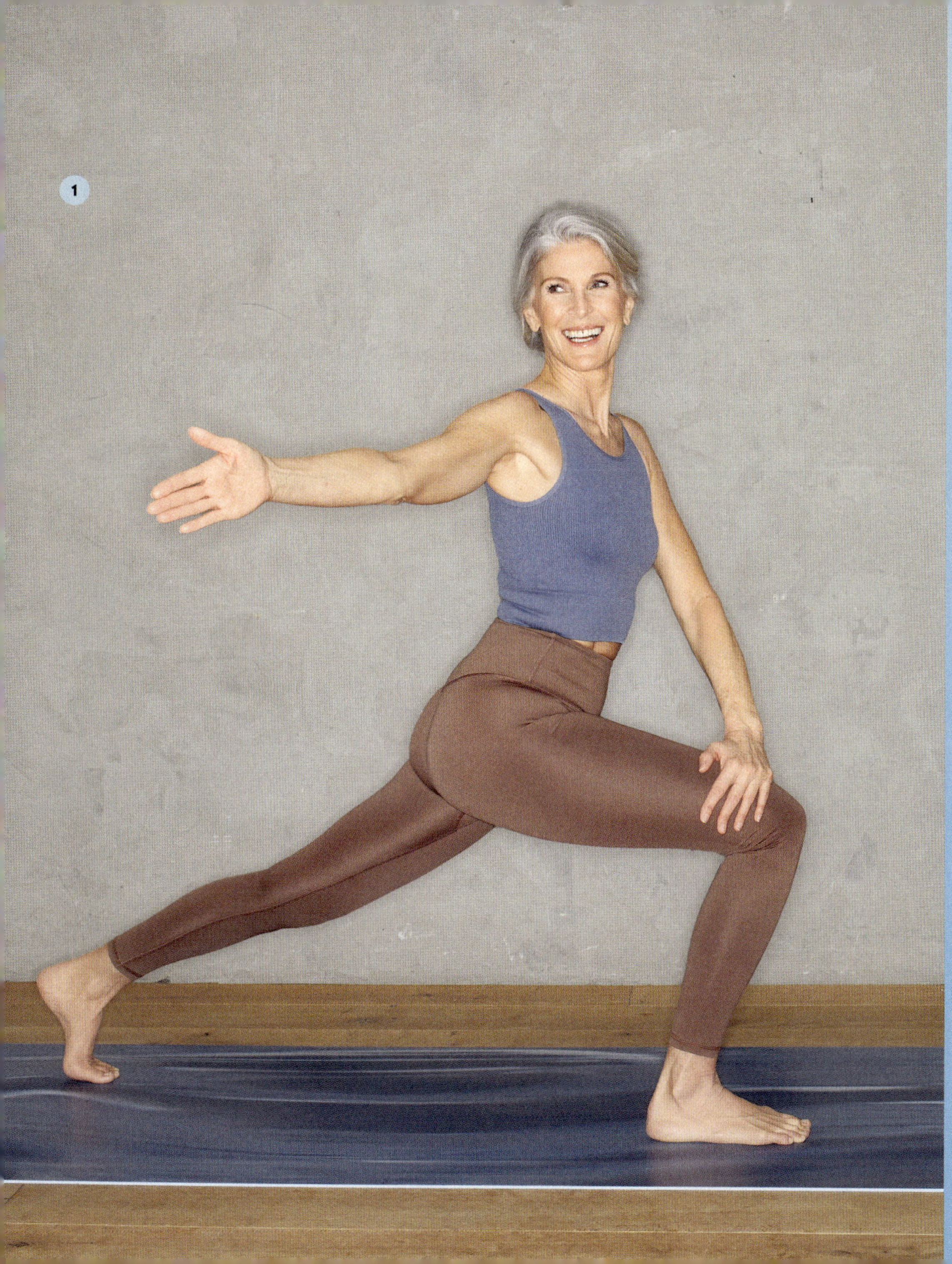

OBERKÖRPERROTATION IN DER HOCKE

1 Kommen Sie in eine tiefe Hockposition und drücken Sie die Knie nach außen, um die Adduktoren an der Oberschenkelinnenseite leicht zu dehnen. Die Arme sind zwischen den Beinen, greifen Sie, wenn möglich, mit den Händen an die Füße. Ansonsten platzieren Sie die Ellbogen auf der Innenseite der Knie oder Oberschenkel, während die Unterarme parallel zum Boden sind.

2 Bauen Sie mit den Ellbogen leichten Druck gegen die Beininnenseiten auf. Dann rotieren Sie mit dem Oberkörper aus dieser Position heraus nach rechts und strecken den rechten Arm dabei nach oben, schauen Sie den Fingerspitzen hinterher. Halten Sie die Position kurz. (1)

3 Kommen Sie zurück zur Mitte und rotieren Sie nach links, linker Arm geht nach oben.

→ *10- bis 12-mal zu jeder Seite, 10 bis 20 Sekunden Pause und eine zweite Runde.*

Wirkung

+ Mit dieser Übung wird die Beweglichkeit im Rumpf intensiv gesteigert. Der untere Rücken sowie der Brust- und Schulterbereich werden ebenso wie die Waden mobilisiert.

Tipp

Strecken Sie die Finger bewusst so weit wie möglich aus, um zusätzliche Spannung in der vorderen Muskelkette aufzubauen. Der Blick folgt der Hand, die sich bewegt.
Sollte es Ihnen zu Beginn schwerfallen, den Oberkörper aufrecht zu halten, können Sie sich auf einer zusammengerollten Decke oder Matte abstützen.

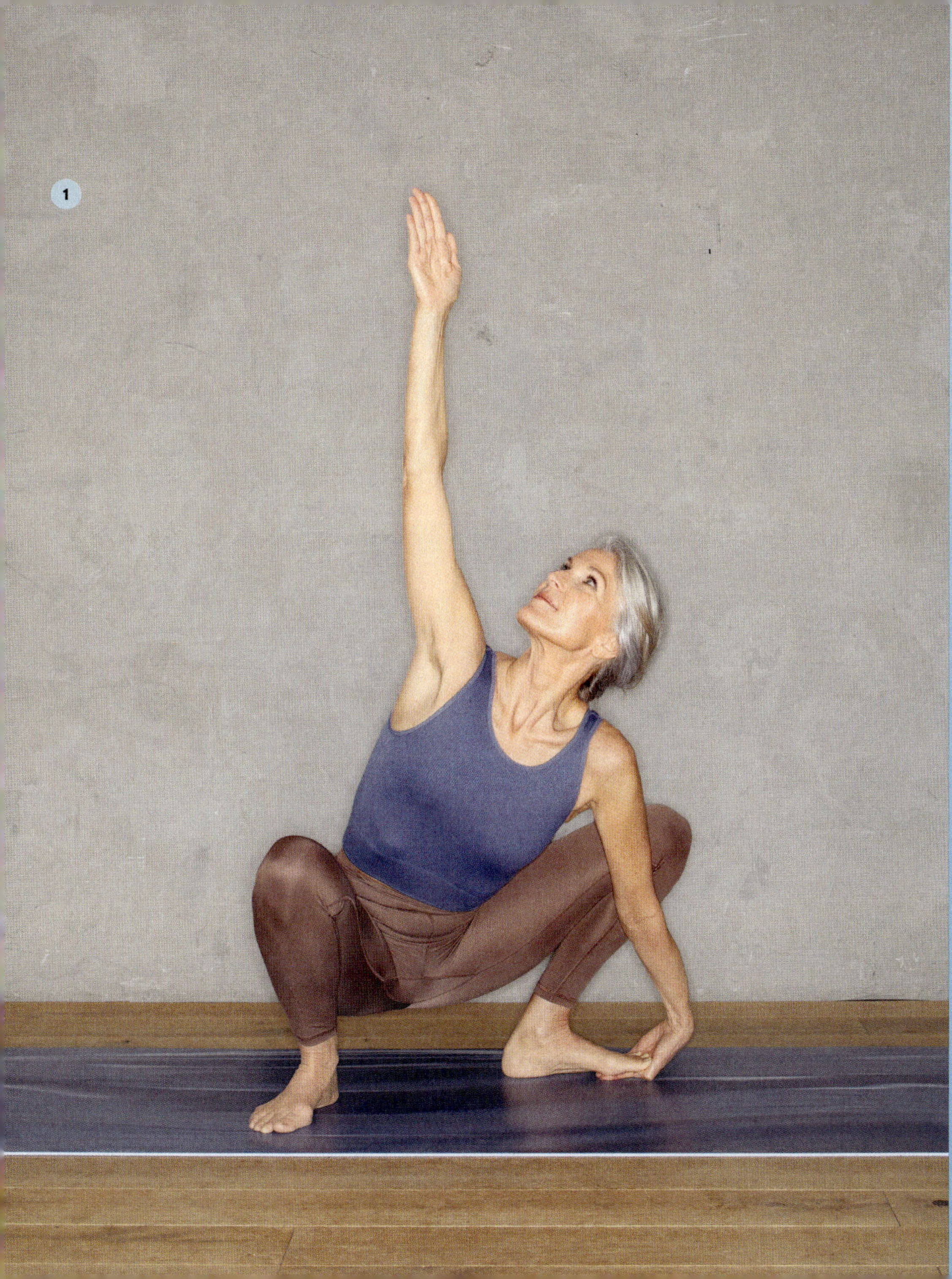
1

DYNAMISCHE HOHE BRÜCKE

1 Setzen Sie sich auf den Boden und stellen Sie die Füße auf. Die Hände schulterbreit nah am Gesäß auf den Boden stützen, sodass die Finger nach hinten zeigen. Die Arme sind leicht gebeugt.

2 Bauen Sie Körperspannung auf, um die Hüften anzuheben und das Körpergewicht gleichmäßig auf die Hände zu verteilen. Die Hüften oben halten und die Gesäßmuskulatur fest anspannen. Die Knie sind rechtwinklig gebeugt und Oberschenkel, Rumpf und Kopf bilden im Idealfall eine Linie. Halten Sie die Spannung in dieser Position der hohen Brücke kurz. (1)

3 Nun erhöhen Sie die Aufwärtsbewegung bis zum höchsten Punkt der Spannung, indem Sie Ihre Hüfte aktiv nach oben drücken. Die Spannung der Gesäß- und Beinmuskulatur erreicht hier ihr Maximum.

4 Jetzt den Rumpf nach links drehen. Dabei die rechte Hand vom Boden lösen und über den Körper hinweg diagonal zur linken Seite strecken. (2)

5 Halten Sie Ihr Becken stets angehoben und den Kopf in der Verlängerung der Wirbelsäule. Die Knie zeigen weiter geradeaus in Richtung der Füße.

6 Die Endposition kurz halten und versuchen, das Becken noch ein kleines Stück weiter nach oben zu drücken.

7 Anschließend kehren Sie in die Brücke zurück und drehen zur anderen Seite auf.

→ *6- bis 8-mal zu jeder Seite, 10 bis 20 Sekunden Pause und eine zweite Runde.*

Wirkung

+ Bei dieser Übung für Fortgeschrittene wird die Wirbelsäule auf ihrer gesamten Länge mobilisiert und gleichzeitig die Körperkraft umfassend gestärkt.
+ Während die Rücken-, Schulter- und Gesäßmuskulatur angespannt sind, werden die Hüftbeuger, die Bauchmuskulatur und die Brustmuskulatur gedehnt.

Tipp

Bei Bedarf können Sie das Gesäß zwischendurch kurz absenken. Zum Kennenlernen der Übung ist es auch möglich, dass Sie den Po nach jeder Wiederholung kurz absetzen.
Zum Einstieg kann auf die seitliche Drehung verzichtet werden.

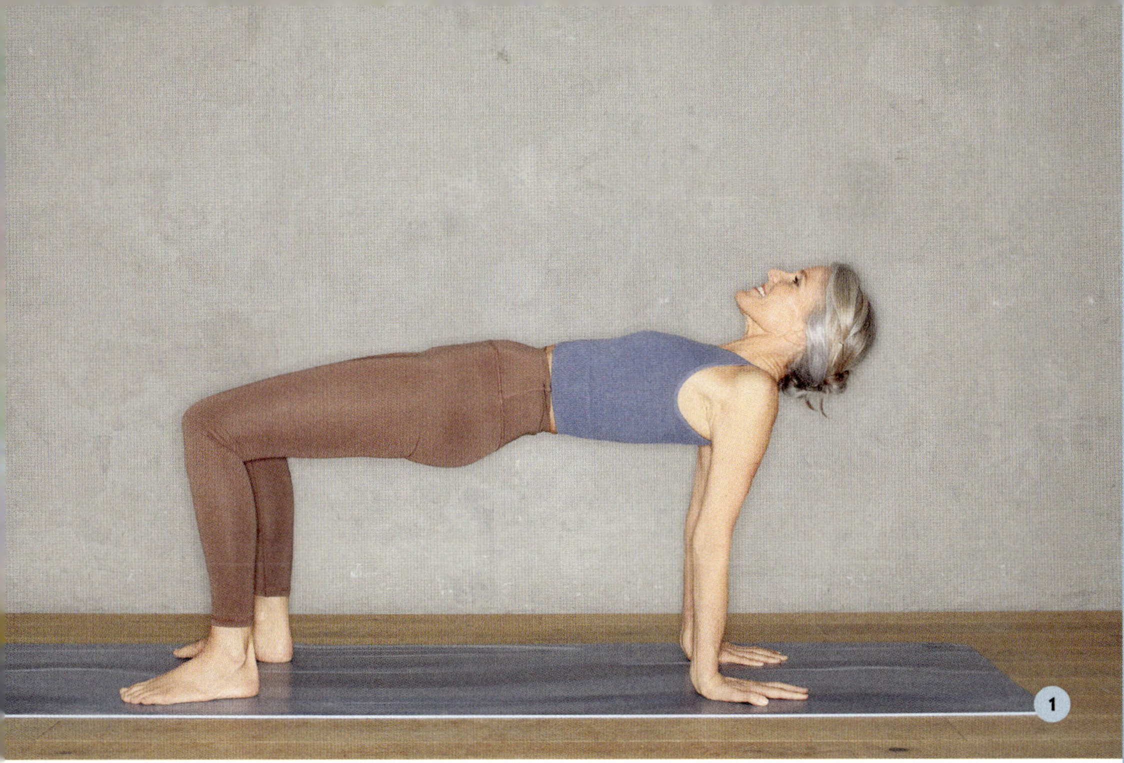
1

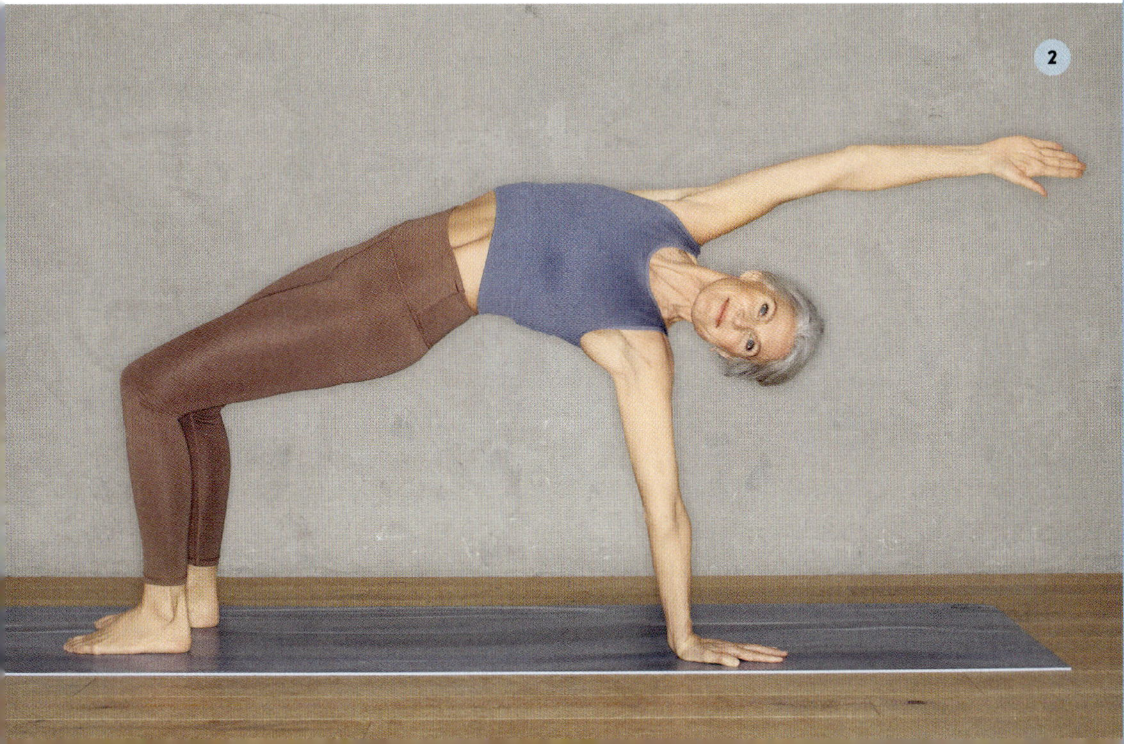
2

AUFGEDREHTER VIERFÜSSLERSTAND

1 Beginnen Sie im Vierfüßlerstand. Stellen Sie die Füße auf, die Knie sind unter den Hüften und die Hände unter den Schultern platziert. Heben Sie die Knie 3 bis 5 Zentimeter vom Boden ab, sodass nur noch die Hände und Fußballen den Boden berühren. Der Bauchnabel ist nach innen zur Wirbelsäule gezogen. (1)

2 Jetzt den Oberkörper nach rechts aufdrehen. Dabei das linke Bein nach rechts strecken, Fuß mit den Zehen zur Decke aufstellen oder sogar anheben. Die rechte Hand in Richtung Decke heben. Dabei die linke Hand aktiv in den Boden hineindrücken. Schaffen Sie den maximalen Abstand zwischen der linken und der rechten Hand. (2)

3 Kontrolliert in die Ausgangsposition zurückkehren und zur anderen Seite üben.

→ *6- bis 8-mal zu jeder Seite, 20 Sekunden Pause und eine zweite Runde.*

Wirkung

+ Hier erreichen Sie eine Mobilisierung im Becken, der Oberschenkelinnenseite und der Brustwirbelsäule.
+ Die Übung aktiviert Ihre gesamte Rumpfmuskulatur.

Tipp

Halten Sie während der gesamten Übung das Becken stabil und die Wirbelsäule lang.

Mit jedem Üben wird es leichter.

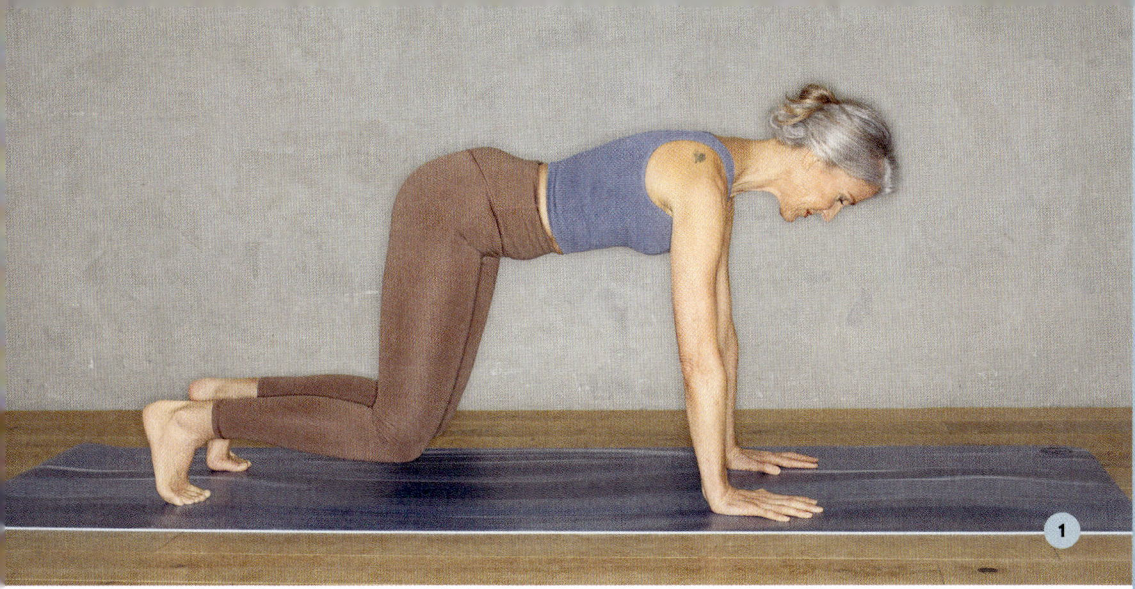
1

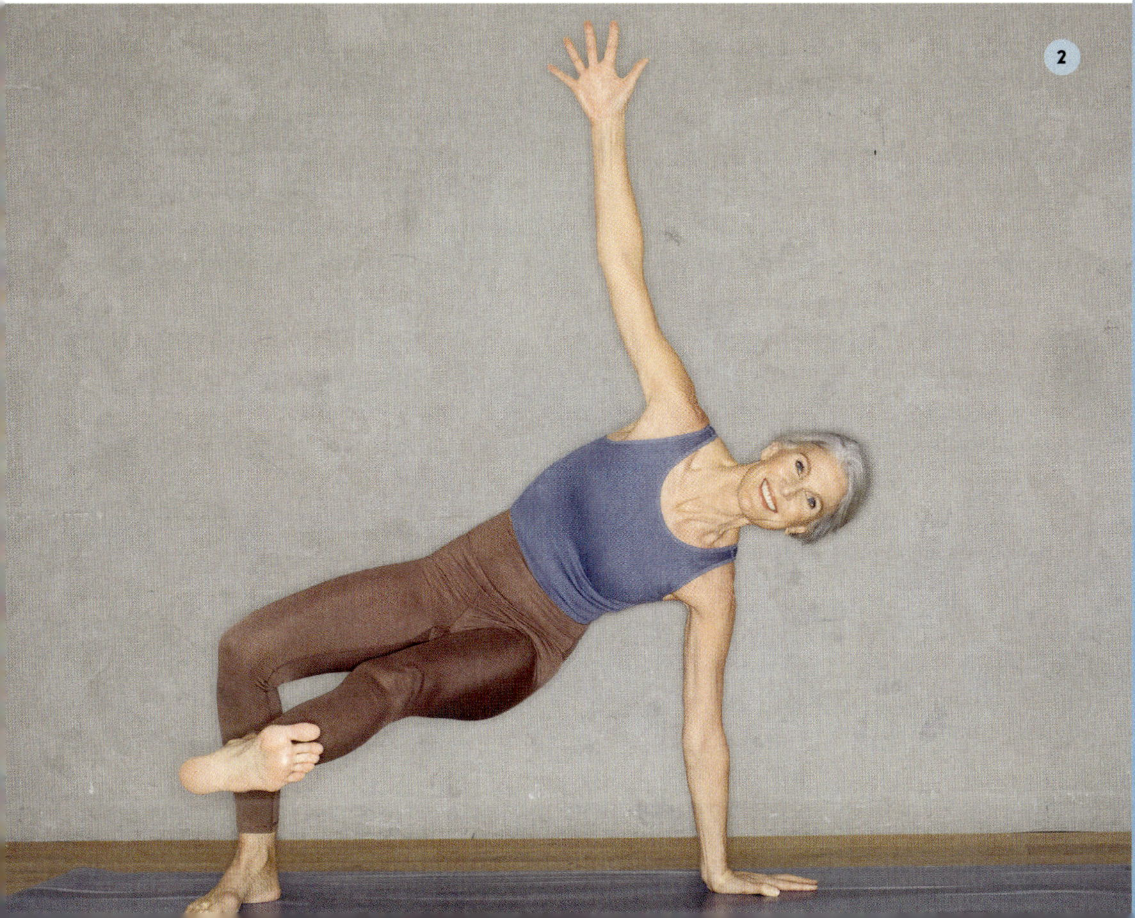
2

STÜTZ MIT KICK NACH VORN

1 Beginnen Sie im Liegestütz. Mit schulterbreit geöffneten Händen auf dem Boden abstützen, die Beine strecken. Der Körper bildet eine Linie, der Rumpf ist unter Spannung.

2 Nun den rechten Fuß seitlich möglichst auf Höhe der gleichseitigen Hand aufstellen. Das hintere linke Bein bleibt gestreckt. (1)

3 Das linke Bein dynamisch zwischen dem aufgestützten Arm und dem aufgestellten rechten Bein vor den Körper bringen, ohne dass es dabei den Boden berührt. Gleichzeitig lösen Sie den rechten Arm vom Boden und versuchen, die Fingerspitzen in Richtung der Zehenspitzen des nach vorn gestreckten linken Beins zu führen. (2)

4 Bewegen Sie sich auf dem gleichen Weg sofort zurück: Das Bein ohne Bodenkontakt nach hinten führen, um wieder in die Liegestützposition zu gehen. Ihr Körper bildet eine gerade Linie vom Scheitel bis zu den Fersen.

5 Das ist eine Wiederholung. Führen Sie die Bewegung ohne Pause auf der anderen Seite aus.

→ *5- bis 6-mal zu jeder Seite, 20 Sekunden Pause und eine zweite Runde.*

Wirkung

+ Eine tolle Kombiübung, die Hüften, Wirbelsäule und Ihre Beinmuskulatur mobilisiert.
+ Zusätzlich wird Ihre Koordination und die Balance geschult.

Tipp

Sollte sich die Endposition zu Beginn noch etwas kippelig anfühlen, können Sie den freien Arm auch erst einmal gestreckt zur Seite führen, um Ihre Position zu stabilisieren.
In der Stützposition sollten Sie die Schulterblätter aktiv zusammenziehen, die Rückseite der Beine nach oben strecken, die Ellbogen strecken, aber nicht verriegeln.
Auch wenn die Übung zunächst etwas kompliziert erscheint, verinnerlichen Sie die Bewegung nach ein paar Durchgängen.

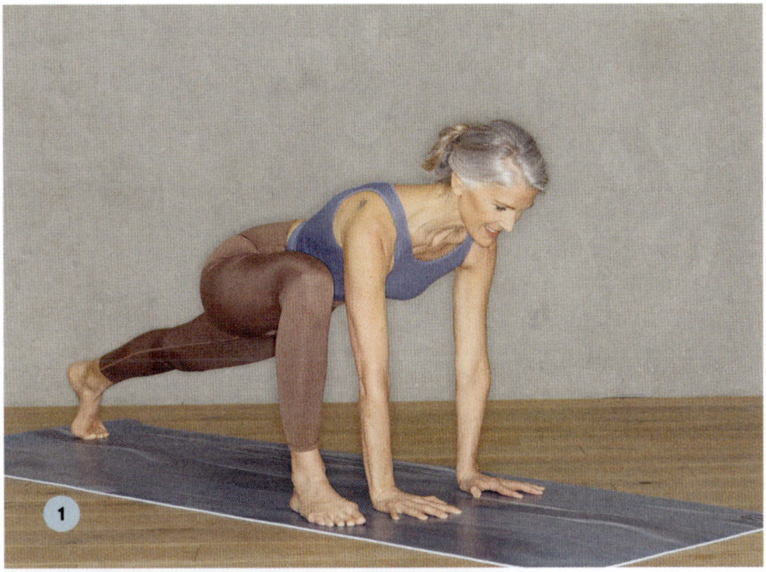
1

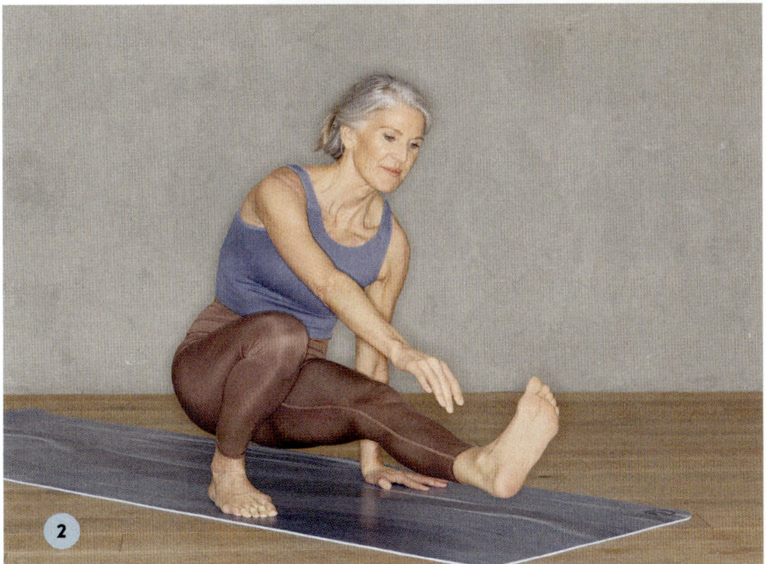
2

Workouts und Übungsprogramme

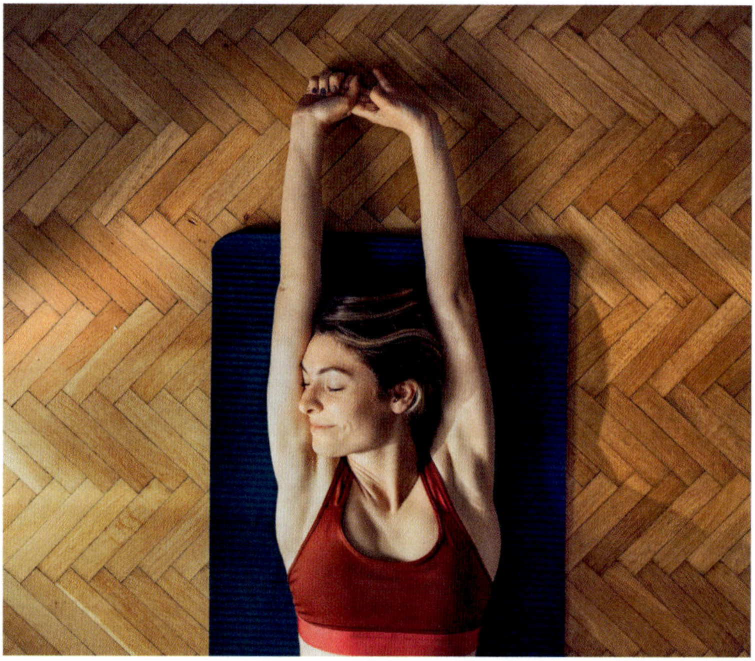

Hier finden Sie für die häufigsten Fitnessziele und anfällige Körperzonen die passenden Trainingspläne. Workouts für den Alltag sorgen für schnelle Erfolge. Mit diesen Plänen haben Sie tolle Begleiter, um täglich aktiv zu sein und eine neue gesunde Routine zu schaffen.

Der optimale Einstieg

Die auf den folgenden Seiten vorgestellten Mobility-Routinen eignen sich für jede Tageszeit. Sie sind perfekt für so ziemlich jedes Zeitfenster. In der Regel werden je Übung zwei Sätze empfohlen – genauso, wie es vorn bei den detaillierten Übungsbeschreibungen zu finden ist. Sollte Ihr Zeitbudget zu knapp kalkuliert sein, verzichten Sie einfach auf die zweite Runde, anstatt das Training ganz sausen zu lassen. Denn um langfristig Ihre Beweglichkeit zu verbessern, sollten Sie sich mindestens drei-, besser vier- oder fünfmal in der Woche eine Mobility-Einheit gönnen.

HÖREN SIE AUF IHREN KÖRPER

Wenn Sie spüren, dass Sie die eine oder andere Bewegung ganz besonders nötig haben, dürfen Sie dort ruhig ein paar mehr Wiederholungen ausführen als vorgeschlagen. Erkunden Sie Ihre Beweglichkeit, indem Sie auf Ihren Körper hören und die Übungen nach Ihrem individuellen Bedarf modifizieren. Mit der Zeit entwickeln Sie so im Zusammenhang mit Ihrem Kraft- und Beweglichkeitstraining die Fähigkeit, den eigenen Körper immer besser wahrzunehmen (somatische Intelligenz), seine Bewegungen zu steuern und auf seine Signale unmittelbar zu reagieren.

Selbstverständlich können Sie die Pläne auch einfach als Inspiration für Ihre individuelle Trainingsgestaltung nutzen, wenn Sie sich mit den Übungsfolgen erst einmal vertraut gemacht haben. Denn die beste Routine heißt Abwechslung. Sie bringt automatisch auch Freude mit sich.

FÜR MEHR KÖRPERBEWUSSTSEIN

Achtsamkeit üben: Beginnen Sie jede Trainingseinheit mit einem kurzen Check-in: Wie fühlt sich Ihr Körper an? Wo spüren Sie Spannung oder Einschränkungen?

Langsamkeit: Führen Sie Bewegungen zunächst langsam und kontrolliert aus, um die richtige Technik und Muskelaktivierung zu spüren.

Atmung einbeziehen: Synchronisieren Sie Ihre Bewegungen mit Ihrer Atmung, um die Übungen effektiver und bewusster durchzuführen.

Feedback nutzen: Verwenden Sie einen Spiegel oder filmen Sie sich, um Ihre Bewegungsmuster zu überprüfen und zu verbessern.

Die perfekte Morgenroutine

So sorgen Sie für den idealen Start in den Tag. Die Bewegungsabläufe ermöglichen einen leichten Einstieg, mobilisieren alle Körperpartien gleichmäßig und bringen Ihnen einen echten Energieschub.

1 Armschwingen *(Seite 44)* (1)
2 Armrollen mit Mobilisation der Halswirbelsäule *(Seite 54)*
3 Beinschwingen *(Seite 86)* (2)
4 Katze und Kuh *(Seite 70)*
5 Hund-Kobra-Kombination *(Seite 112)*
6 Lat-Mobility *(Seite 72)*
7 Brust-Rücken-Dehnung *(Seite 76)*

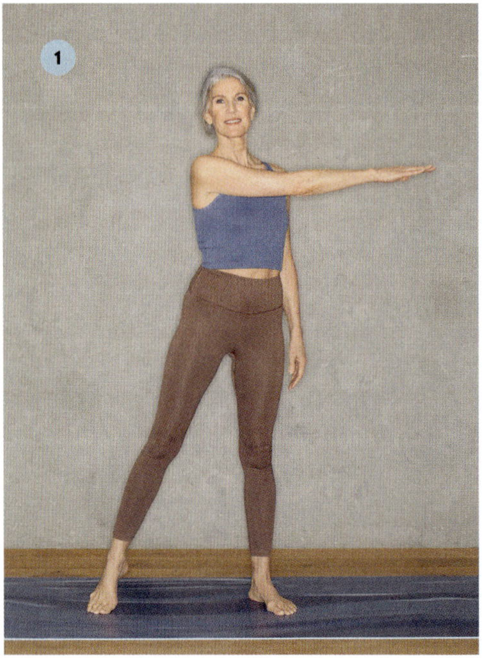

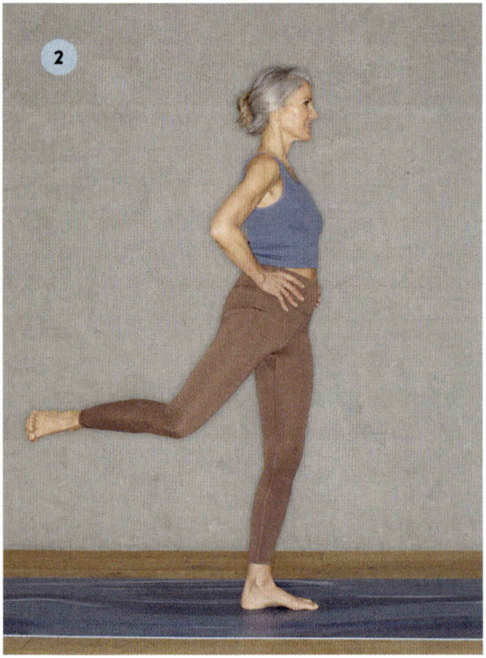

Energie tanken

Mit diesen Übungen regen Sie neben Ihrer Beweglichkeit den Stoffwechsel an, massieren sanft Ihre Organe und transportieren Abfallprodukte und auch Seelenballast nach außen.

1 Armrollen mit Mobilisation der Halswirbelsäule *(Seite 54)*
2 Ausfallschritt-Kombi *(Seite 114)*
3 Gehender Hund *(Seite 106)* (1)
4 Thread the needle *(Seite 82)*
5 Drehsitz-Variante *(Seite 108)*
6 Hüftrollen in Rückenlage *(Seite 88)*

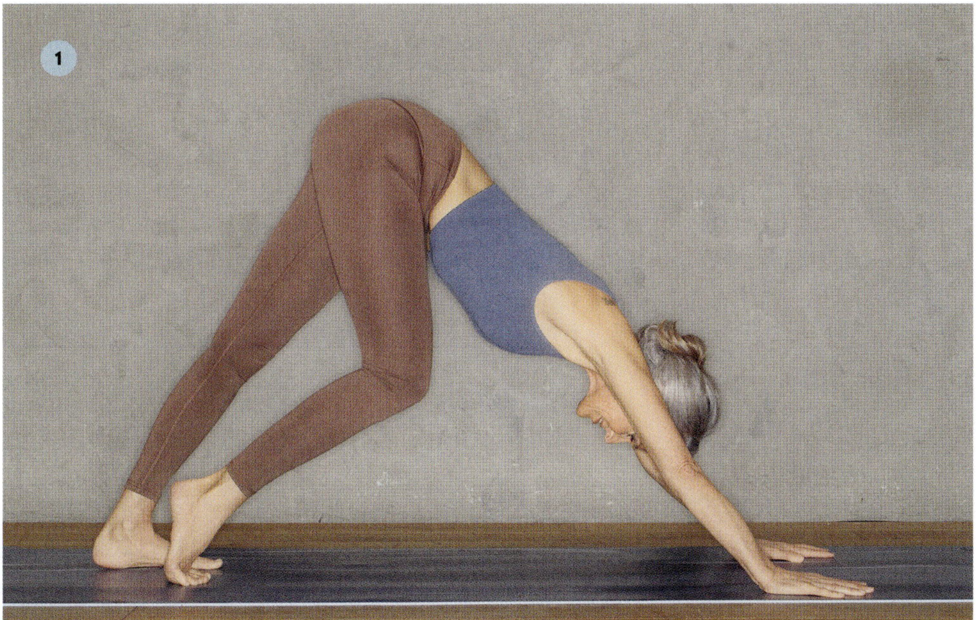

Die Halswirbelsäule entlasten

Sind Ihre Schultern und Nacken oft angespannt? Die folgenden Übungen helfen, Fehlhaltungen entgegenzuwirken und vielleicht auch den Stress etwas loszulassen.

1 Armschwingen *(Seite 44)*
2 Kopfkreisen *(Seite 48)* (1)
3 Armkreisen *(Seite 45)*
4 Katze und Kuh *(Seite 70)*
5 Außen- und Innenrotation der Schultern *(Seite 52)* (2)
6 YWT-Armheben *(Seite 60)*
7 Oberkörperheben in Bauchlage *(Seite 68)*

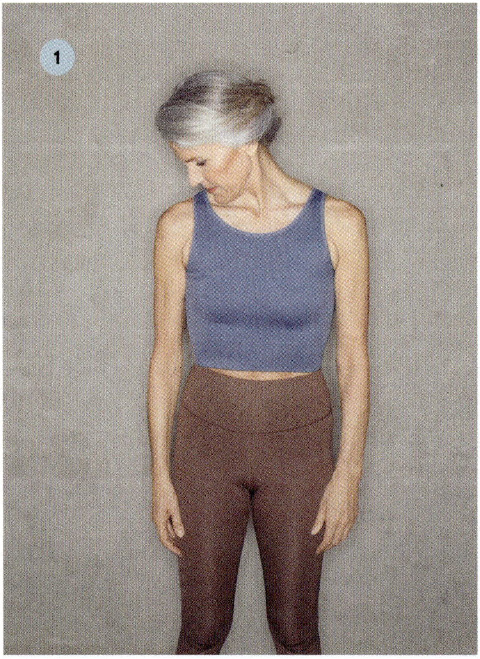

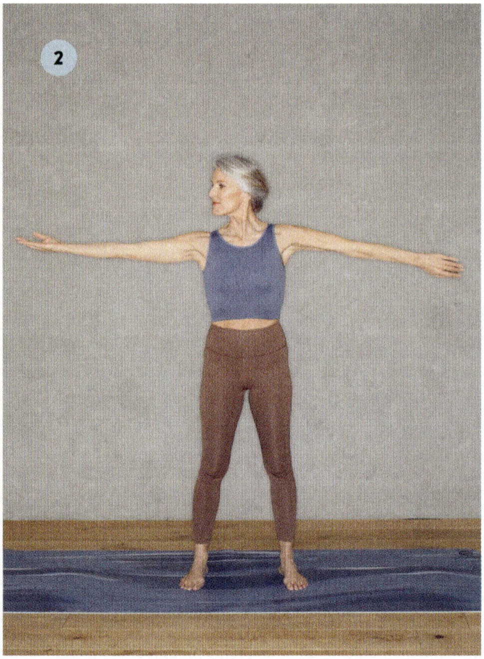

Bewegliche Schultern und eine aufrechte Haltung

Da Hals- und Schultermuskulatur zusammenhängen, werden Überlastungen und Schmerzen häufig von Reizungen des benachbarten Bereichs begleitet. Mit diesen Übungen sorgen Sie für mehr Beweglichkeit im Nacken- und Schulterbereich sowie in der Brustwirbelsäule.

1. Armkreisen *(Seite 45)*
2. Wall-Slides *(Seite 56)* (1)
3. Armrollen mit Mobilisation der Halswirbelsäule *(Seite 54)*
4. Vorbeuge mit Brustöffnung *(Seite 78)* (2)
5. Mobilisation der Brustwirbelsäule im Vierfüßlerstand *(Seite 80)*
6. Lat-Mobility *(Seite 72)*

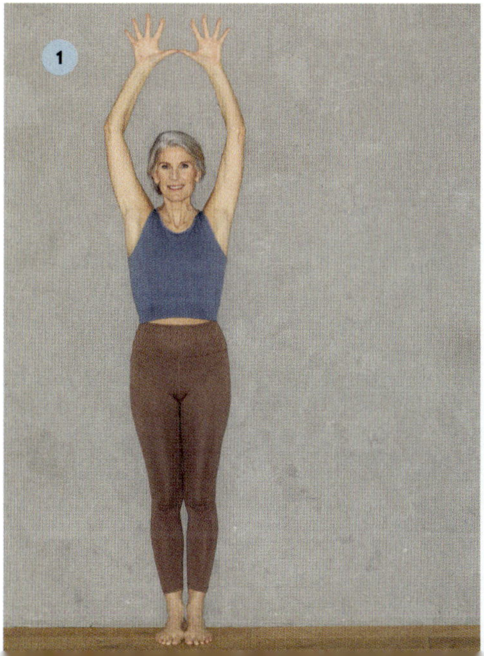

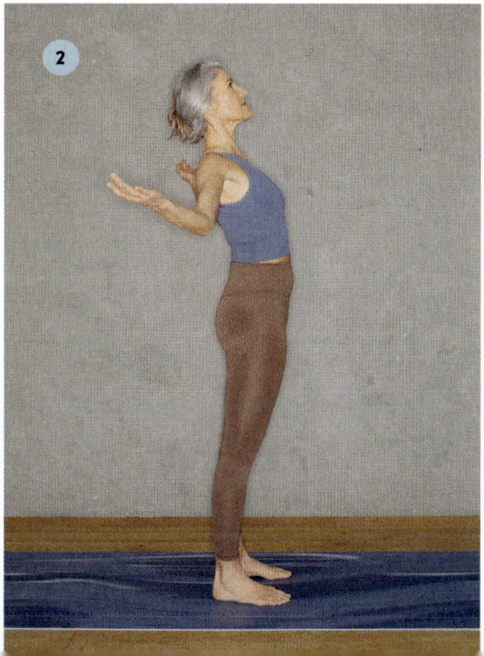

(Rücken-)Schmerz, lass nach!

Langes Sitzen, einseitige Bewegungen, täglich wiederkehrende Belastungen machen unserem Rücken zu schaffen. Zu den Dehnungen speziell für die Wirbelsäule gehören Beugungen, Streckungen, Seitneigungen und Rotationen. Hier finden Sie die besten Übungen für eine bewegliche, schmerzfreie Wirbelsäule und eine aufrechte Haltung.

1 Kopfkreisen in Achterform *(Seite 50)*
2 Ausfallschritt-Kombi *(Seite 114)*
3 Diagonales Strecken *(Seite 74)*
4 Brustwirbelsäule rundum mobilisieren *(Seite 73)*
5 Mobilisation der Brustwirbelsäule im Vierfüßlerstand *(Seite 80)* (1)
6 Katze und Kuh *(Seite 70)*
7 Schwimmer *(Seite 62)*
8 Lat-Mobility *(Seite 72)*

1

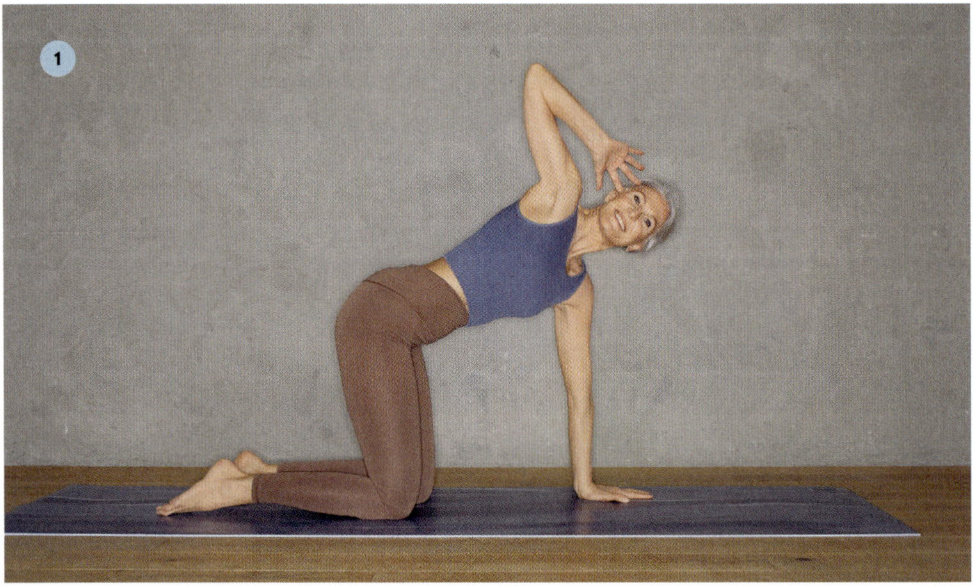

Bewegliche und schmerzfreie Hüften

Ihre Hüfte spielt eine zentrale Rolle bei der Stabilisierung und Unterstützung des Oberkörpers. Als Kugelgelenk ist sie dabei sehr beweglich. Mit diesem Workout können Sie ihren Bewegungsumfang verbessern und die Hüftmuskulatur stärken.

1 Beinschwingen *(Seite 86)*
2 Tiefer Ausfallschritt mit Rumpfdrehung *(Seite 116)*
3 Ausfallschritt-Kombi *(Seite 114)* (1)
4 Kosaken-Kniebeuge *(Seite 100)*
5 Hip Circle im Vierfüßlerstand *(Seite 92)*
6 Tiefe Hocke *(Seite 98)*
7 90/90-Stretch *(Seite 94)*

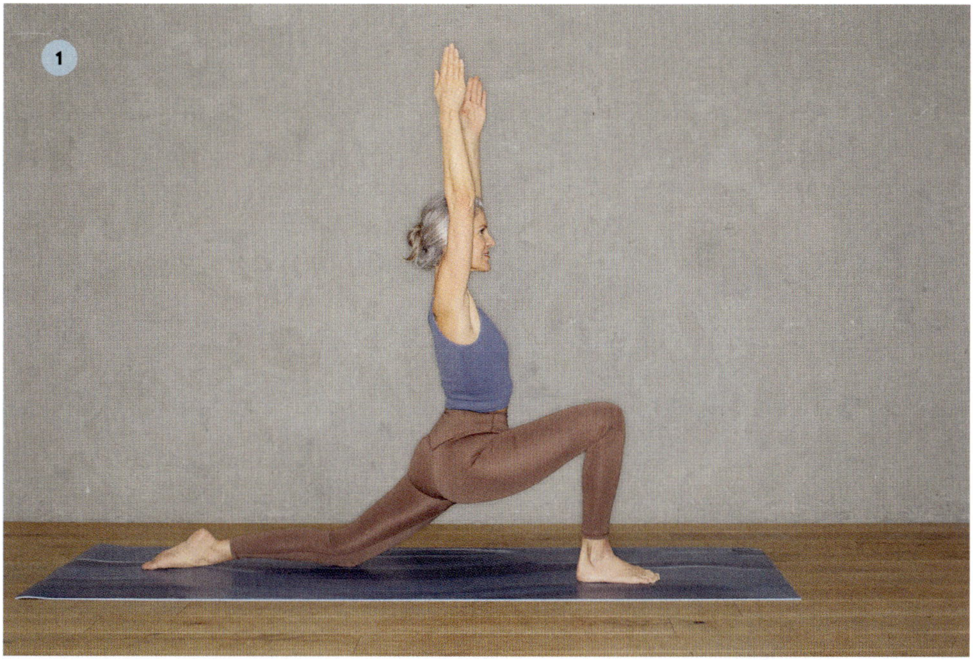

Übungen für das Büro

Die wichtigste Regel für das Büro ist: Bleiben Sie so viel wie möglich in Bewegung. Gewöhnen Sie sich beispielsweise an, nach jedem Telefonat Ihren Nacken zu mobilisieren. Zu den häufigsten Beschwerden zählen Nacken-, Schulter- und Rückenschmerzen. Diese Bewegungseinheit verspricht Linderung.

1 Armschwingen *(Seite 44)*
2 Außen- und Innenrotation der Schultern *(Seite 52)* (1)
3 Kopfkreisen *(Seite 48)*
4 Handgelenk-Rotation *(Seite 66)* (2)
5 Wall-Slides *(Seite 56)*
6 Vorbeuge mit Brustöffnung *(Seite 78)*

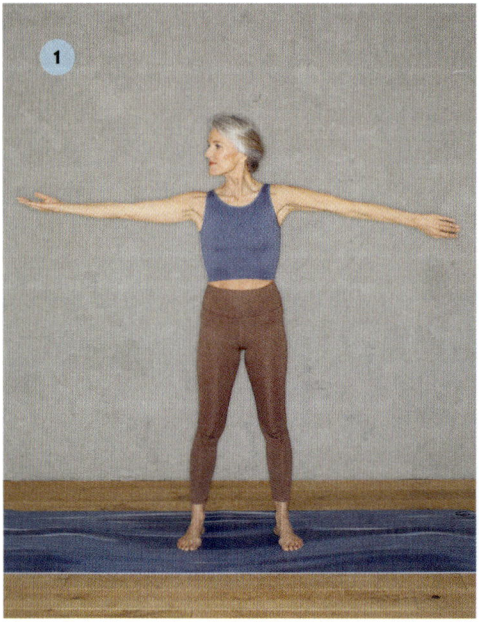

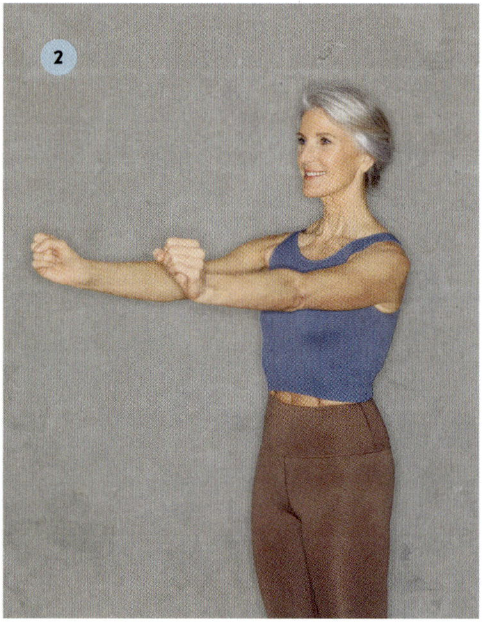

Mobilität für Späteinsteiger

Das Motto hier: Es ist nie zu spät, um anzufangen, aber immer zu früh, um aufzuhören! Die Übungen dieses Programms fördern Beweglichkeit und Koordination in sanfter Weise. Damit können Sie üben, auch wenn Sie sich etwas eingerostet fühlen. Schließlich ist unsere Muskulatur immer bereit für mehr Leistung.

1 Kopfkreisen in Achterform *(Seite 50)* (1)
2 Außen- und Innenrotation der Schultern *(Seite 52)*
3 Fußkreisen »Liegende Acht« *(Seite 84)*
4 Hüftkreisen im Stehen *(Seite 90)* (2)
5 Katze und Kuh *(Seite 70)*
6 Mobilisation der Brustwirbelsäule im Vierfüßlerstand *(Seite 80)*
7 Brust-Rücken-Dehnung *(Seite 76)*

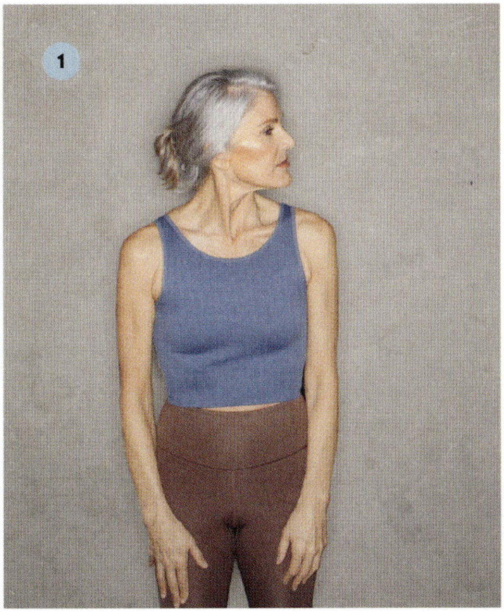

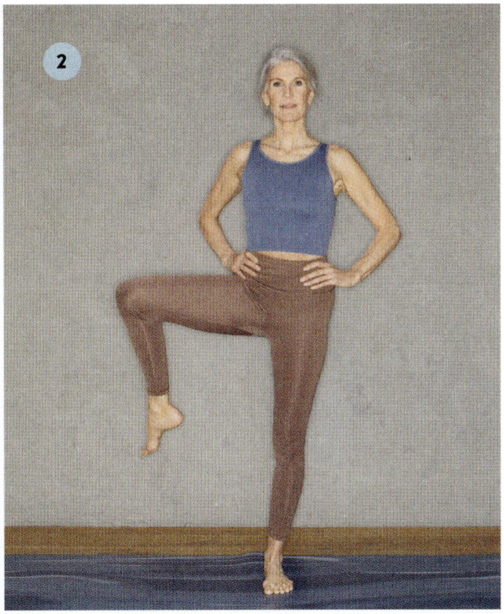

Das Jeden-Tag-Programm für gut Mobilisierte

Mit diesen anspruchsvollen Workout sorgen Sie für eine immer noch bessere Beweglichkeit der Gelenke, eine korrekte Haltung und effektive Bewegungsmuster. Die Übungen hier sprechen mehrere Muskelgruppen über verschiedene Bewegungsebenen an.

1 Handlauf *(Seite 110)*
2 Thread the needle *(Seite 82)*
3 Hund-Kobra-Kombination *(Seite 112)*
4 Dynamische hohe Brücke *(Seite 122)* (1)
5 Taube *(Seite 96)*
6 Tiefer Ausfallschritt mit Rumpfdrehung *(Seite 116)*

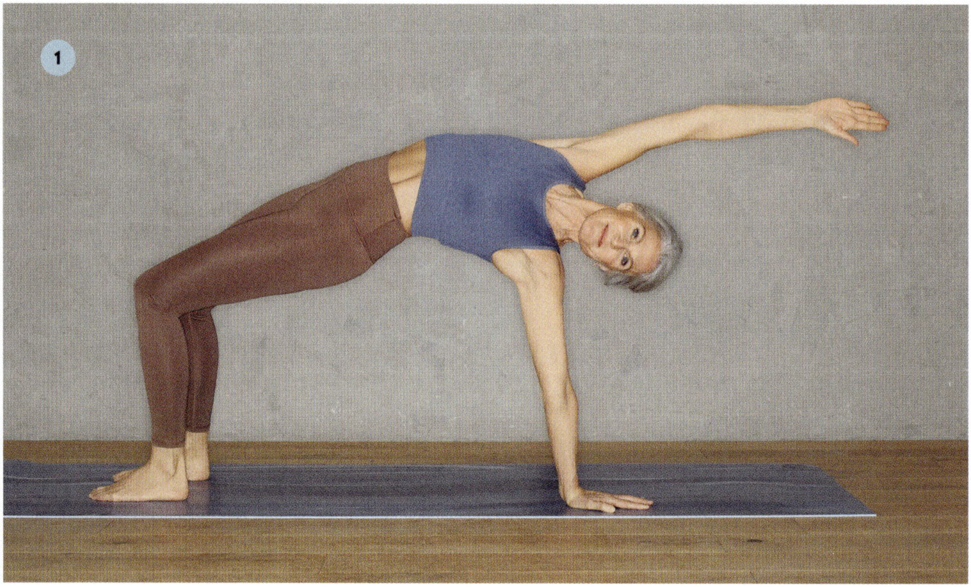

Bücher, die weiterhelfen

BÜCHER VOM AUTOR

Fit in 15
Gräfe und Unzer

Fit werden, jung bleiben
Riva

Mit 50 fitter als mit 30
Gräfe und Unzer

Mit 50 fitter als mit 30 – Das Rezeptbuch
Gräfe und Unzer

WEITERE BÜCHER

Bertram, Oliver
Womens's Health Functional Bodyweight-Training
Pietsch

Brinkmann, Katharina
50 Workouts Beweglichkeit
Riva

Cichos-Terrero, Natalia
Wandpilates
Gräfe und Unzer

Despeghel, Dr. Dr. Michael; Krüger, Prof. Dr. Karsten
Die BioAge-Challenge
Gräfe und Unzer

Kleine-Gunk, Prof. Dr. med. Bernd; Hobelsberger, Bernhard
Du bist so alt wie dein schwächstes Organ
Gräfe und Unzer

Malek, Leada
Stretching – Die Anatomie verstehen
Dorling Kindersley

QUELLEN ZU DEN STUDIEN VON SEITE 22

[1] Claudio Gil S., Araújo, Christina G., et al.: Reduced Body Flexibility Is Associated With Poor Survival in Middle-Aged Men and Women: A Prospective Cohort Study. Scandinavian Journal of Medicine and Science in Sports; 21 August 2024.

[2] Kato, M., Nihei Green, F., et al.: The Efficacy of Stretching Exercises on Arterial Stiffness in Middle-Aged and Older Adults: A Meta-Analysis of Randomized and Non-Randomized Controlled Trials. International Journal of Environmental Research and Public Health, 5 Aug 2020, 17(16):E5643

[3] Yamamoto, K., Kawano, H., et al.: Poor trunk flexibility is associated with arterial stiffening. American Journal of Physiology-Heart and Circulatory Physiology, 2009 Oct; 297(4):H1314-8.

[4] Thomas, E., Bellafiore, M., et al.: Cardiovascular Responses to Muscle Stretching: A Systematic Review and Meta-analysis. International Journal of Sports Medicine, 2021 Jun;42(6):481-493.

Sachregister

Übungsregister

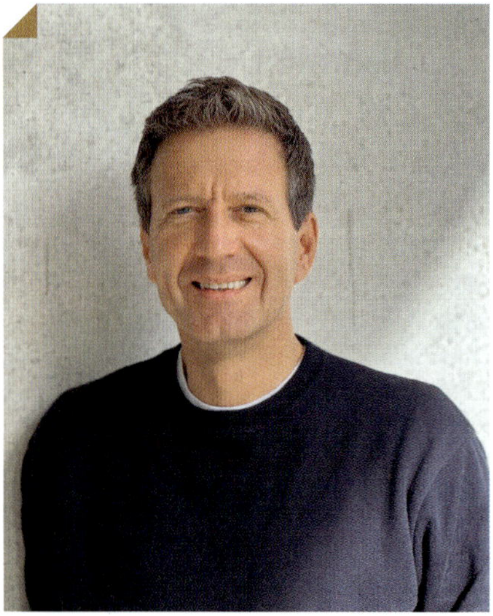

ZUM AUTOR

Thorsten Tschirner ist einer der erfolgreichsten Gesundheits- und Fitnessautoren im deutschsprachigen Raum. Der Trainer, Personal Trainer, Manager, Autor, Berater und Geschäftsführer im Tourismus- und Gesundheitsbereich hat sich darauf spezialisiert, wie wir unser biologisches Alter senken und lebenslang fit sein können.

Weitere Bücher des Autors:

- Mit 50 fitter als mit 30
- Fit in 15
- Fit werden, jung bleiben

WICHTIGER HINWEIS

Die Gedanken, Methoden und Tipps in diesem Buch basieren auf den Erfahrungen unserer Autorinnen und Autoren. Sie wurden nach bestem Wissen erstellt und mit größtmöglicher Sorgfalt geprüft. Weder die Autoren noch der Verlag können jedoch für eventuelle Nachteile oder Schäden, die aus den im Buch gegebenen praktischen Hinweisen resultieren, eine Haftung übernehmen.

DIE BÜCHERMENSCHEN HINTER »MIT 50 BEWEGLICHER ALS MIT 30«

Verlagsleitung: Eva Dotterweich
Projektleitung: Stella Schossow
Lektorat: Diane Zilliges
Cover: ki36 Editorial Design, München, Sabine Skrobek
Layout: ki36 Editorial Design, München, Bettina Stickel
Satz: Christopher Hammond
Herstellung: Petra Roth
Reproduktion: Medienprinzen GmbH, München
Druck & Bindung: Firmengruppe APPL, aprinta druck, Wemding
Bildnachweis:
Cover- und Fotoproduktion: GU/Johannes Rodach
Styling: Susa Lichtenstein
Make-up: Christine Letzner
Getty Images: S. 2_1 (Wh.), 2_2 (Wh.), 2_3 (Wh.), 5_1 (Wh.), 5_2 (Wh.), 8, 10, 18, 26, 28, 38, 40, 128; GU-Archiv/Dr. Guido Hegasy: S. 12; GU/Stephan Winkler: S. 24 ; Privat: S. 6, 142 (Wh.)
Bildredaktion: Simone Hoffmann, Fabian Riedel

Grillparzerstraße 12, 81675 München

www.gu.de/kontakt | hallo@gu.de

GU ist eine eingetragene Marke der GRÄFE UND UNZER VERLAG GmbH

1. Auflage 2025, ISBN: 978-3-8338-9680-4

G|U

LIEBE LESERIN, LIEBER LESER,

wie wunderbar, dass Sie sich für ein Buch von GU entschieden haben! In unserem Verlag dreht sich alles darum, Ihnen mit gutem Rat Ihr Leben schöner, erfüllter und einfacher zu machen. Unsere Autorinnen und Autoren sind echte Expertinnen und Experten auf ihren Gebieten, die ihr Wissen mit viel Leidenschaft mit Ihnen teilen. Und unsere erfahrenen Redakteurinnen und Redakteure stecken viel Liebe und Sorgfalt in jedes Buch, um Ihnen ein Leseerlebnis zu bieten, das wirklich besonders ist. Qualität steht bei uns schon seit jeher an erster Stelle – jedes Buch ist von Büchermenschen für Buchbegeisterte gemacht, mit dem Ziel, Ihr neues Lieblingsbuch zu werden.

Ihre Meinung ist uns wichtig, und wir freuen uns sehr über Ihr Feedback und Ihre Empfehlungen – sei es im Freundeskreis oder online.

Viel Spaß beim Lesen und Entdecken!

P.S. Hier noch mehr GU-Bücher entdecken: www.gu.de

WERDEN SIE TEIL DER GU-COMMUNITY!

Sie und Ihre Familie, Ihr Haustier, Ihr Garten oder einfach richtig gutes Essen. Egal, wo Sie im Leben stehen: Als Teil unserer Community entdecken Sie die neuesten GU-Bücher als erstes, Sie genießen exklusive Leseproben und werden mit wertvollen Impulsen und kreativen Ideen bereichert.

Worauf warten Sie? Seien Sie dabei!

www.gu.de/gu-community

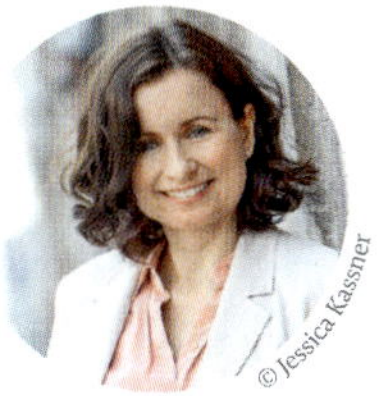

© Jessica Kassner

WARUM UNS DAS BUCH BEGEISTERT

Endlich wieder an die eigenen Zehen kommen – und überhaupt: Rundum gesund und beweglich, darauf kommt's doch an!

Eva Dotterweich, Verlagsleitung

FÜR DIE UMWELT

Dieses Buch wurde auf PEFC-zertifiziertem Papier aus nachhaltiger Waldwirtschaft gedruckt. Aus Liebe zur Natur verwenden wir leichtes Papier.